監修
林 寧哲 ランディック日本橋クリニック院長
OMgray事務局

大人の発達障害 グレーゾーンの人たち

健康ライブラリー スペシャル
講談社

まえがき

発達障害かもしれないといって受診してくる人は多くいます。ところがはっきりと診断できない。グレーゾーンです。

発達障害という障害がいわれはじめてから二〇年ほどたちます。その間、研究が進んで、発達障害は脳の領域間の連絡のとり方が原因ではないかといわれるようになりました。ファンクショナルＭＲＩや、光遺伝学のような新しい技術が開発されたことによって、みえなかったものがみえるようになってきたことも、大きく寄与しています。

しかし、診断は簡単ではありません。内科などのように、採血して血糖値が高ければ糖尿病といった、明快な診断ができません。これは発達障害に限らず、精神疾患全体にいえることです。精神疾患全体が混沌としていて診断は難しく、すべてがグレーなのです。

ひとつ明らかなことがあります。発達障害やグレーゾーンには適応障害が必ずあるということです。彼らは社会に適応できずに悩み、生きづらさを抱えています。適応障害がなければ、医療に結びつきません。

彼らが悩まずにすむためには、社会が寛容であるべきでしょう。昔は問題にならなかったタイプが、今は注目されています。文明が高度になって、発達障害といわれる人が増えているというのは、精神科では一般的な認識です。

だからといって社会のせいにばかりしていられません。発達障害でもグレーゾーンでも、日々の生活があります。本書では、そのための提言もしています。精神科の医師からの「メッセージ」としてまとめました。本書が少しでも、グレーゾーンの人たちの役に立てば幸甚です。

なお、本書をつくるのに際し、グレーゾーン当事者のみなさまには、取材や監修でご協力いただきました。ここにお礼を申し上げます。

ランディック日本橋クリニック院長

林　寧哲

大人の発達障害　グレーゾーンの人たち　もくじ

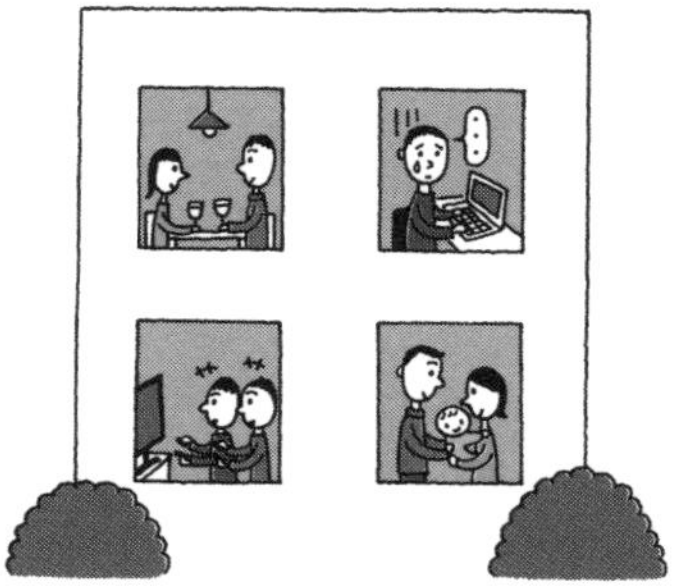

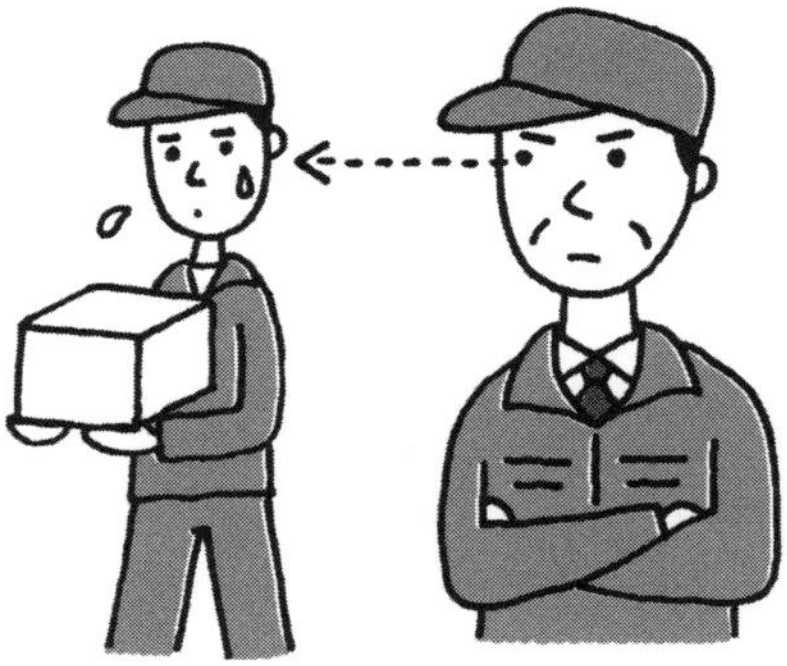

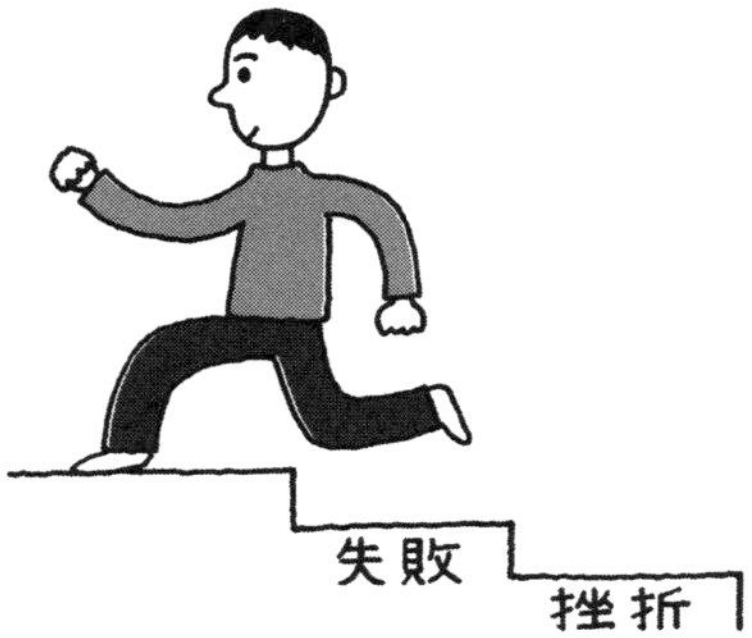
失敗
挫折

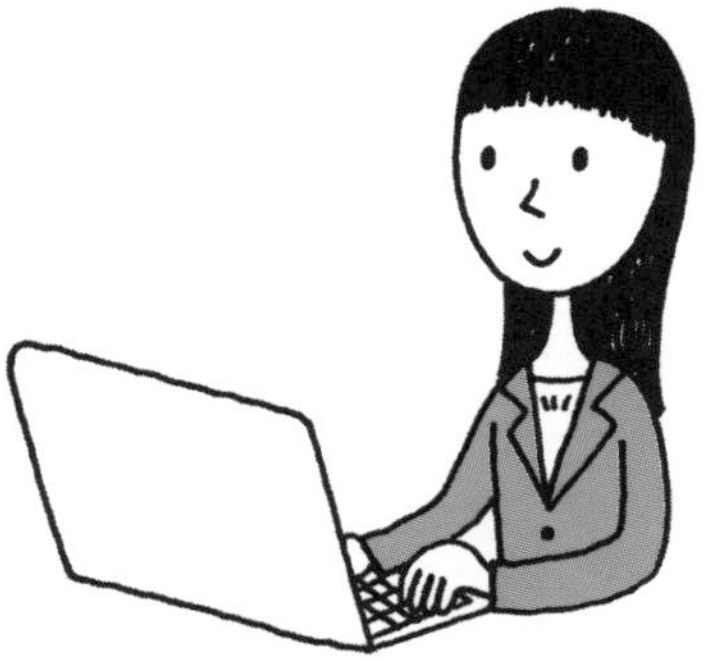

なぜこんなに生きづらいのだろう……

Aさん

無職 自分が何者なのかわからない

就活がうまくいかなかった

Aさんは、大学を卒業する際の就職活動がうまくいきませんでした。エントリーシートは通るものの、面接で落とされるのです。

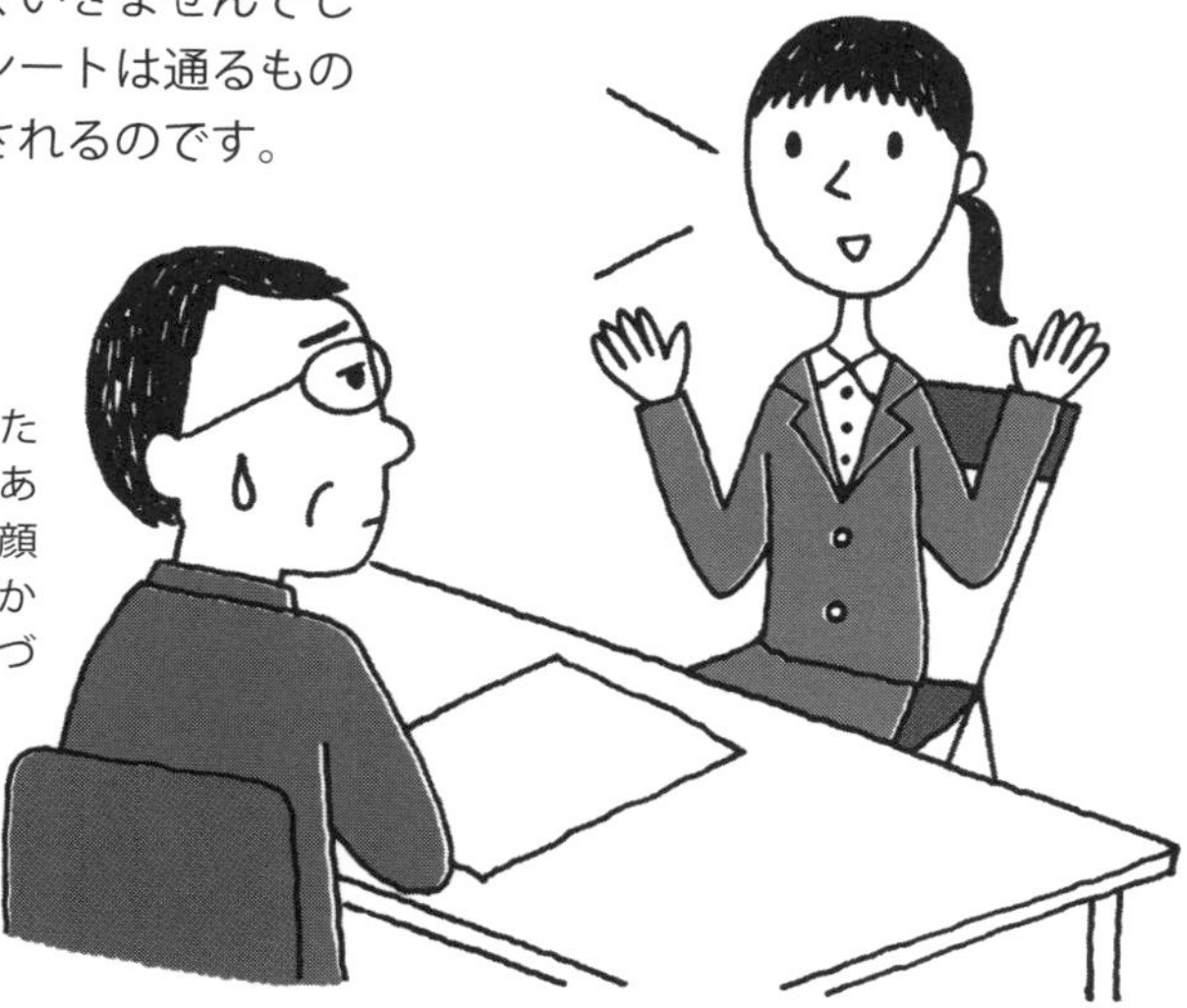

趣味のことを聞かれたとき、熱中して話すあまり面接官が怪《け》訝《げん》な顔をしているのに気づかず、そのまま話しつづけてしまった

つい人と比べてしまう

まじめに就活をしているのに、空回りしているAさん。就職できない自分と、活躍する同級生を比べ、劣等感を感じてしまいます。一方で、ささいなことにイライラしがちでした。

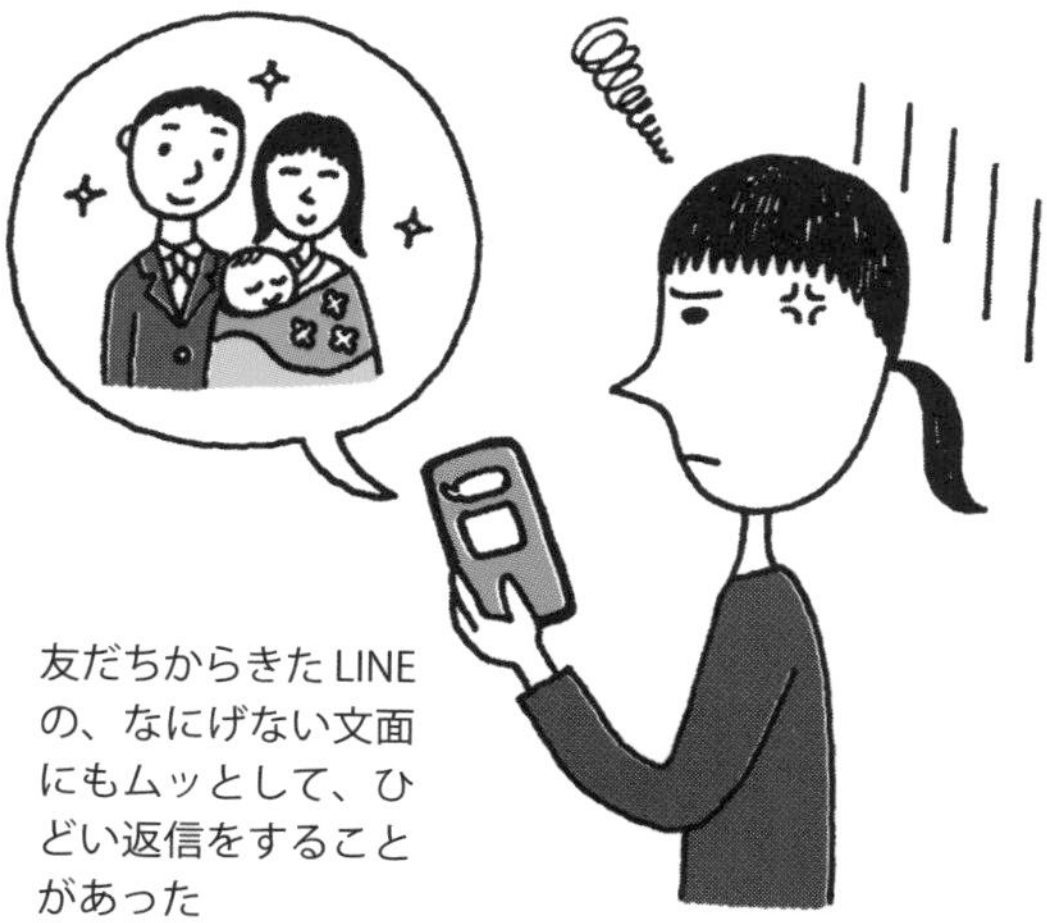

友だちからきたLINEの、なにげない文面にもムッとして、ひどい返信をすることがあった

医療機関を受診してみた

そんな自分に疑問をもち、ネットで検索した「発達障害」に該当すると思ったＡさん。医療機関を受診したところ「発達障害と診断するほど重い症状ではない」と言われました。

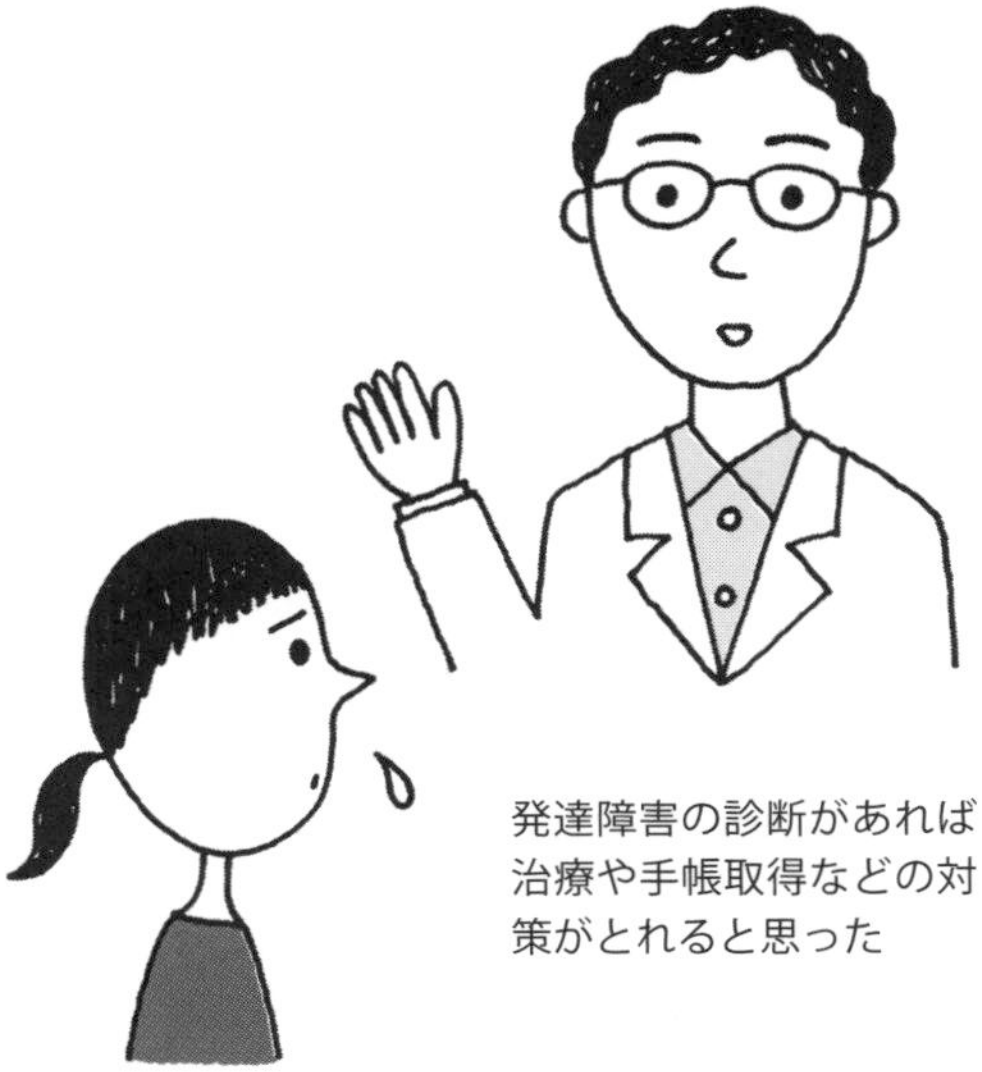

発達障害の診断があれば治療や手帳取得などの対策がとれると思った

「努力してもどうにもならない」とネガティブに

努力は実らず、障害ではないと言われ、どうがんばればいいのかわかりません。徐々に働くことに苦手意識をもつようになりました。

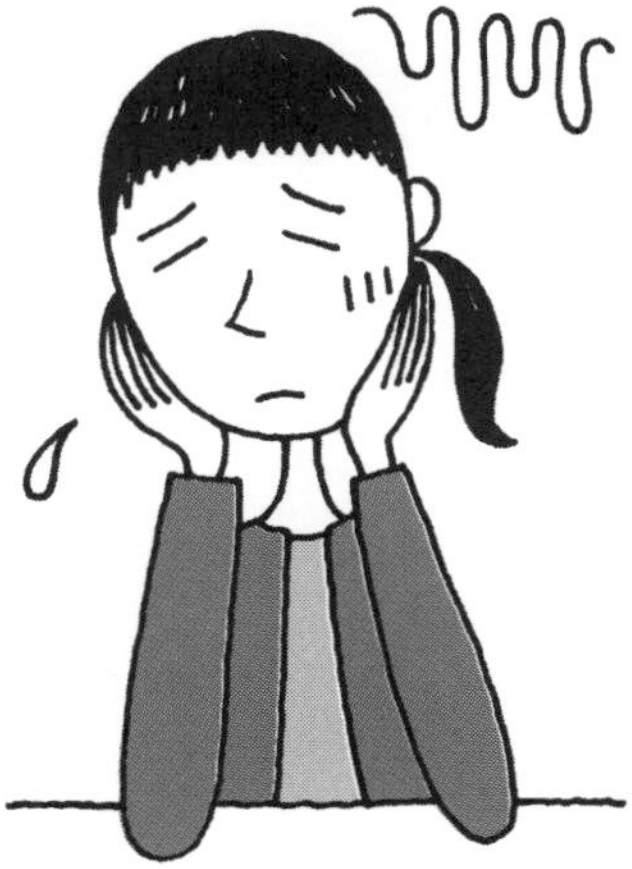

家族や友人の理解も得られず、八方ふさがりに。問題がたくさんあって、どこから手をつけていいかわからなくなった

気持ちが落ち込んでいる

決して怠けているわけではないのに、なぜ人と違うのか、そもそも自分は何者なのかと悩みます。もう疲れ果てて、気力がなくなってしまいました。

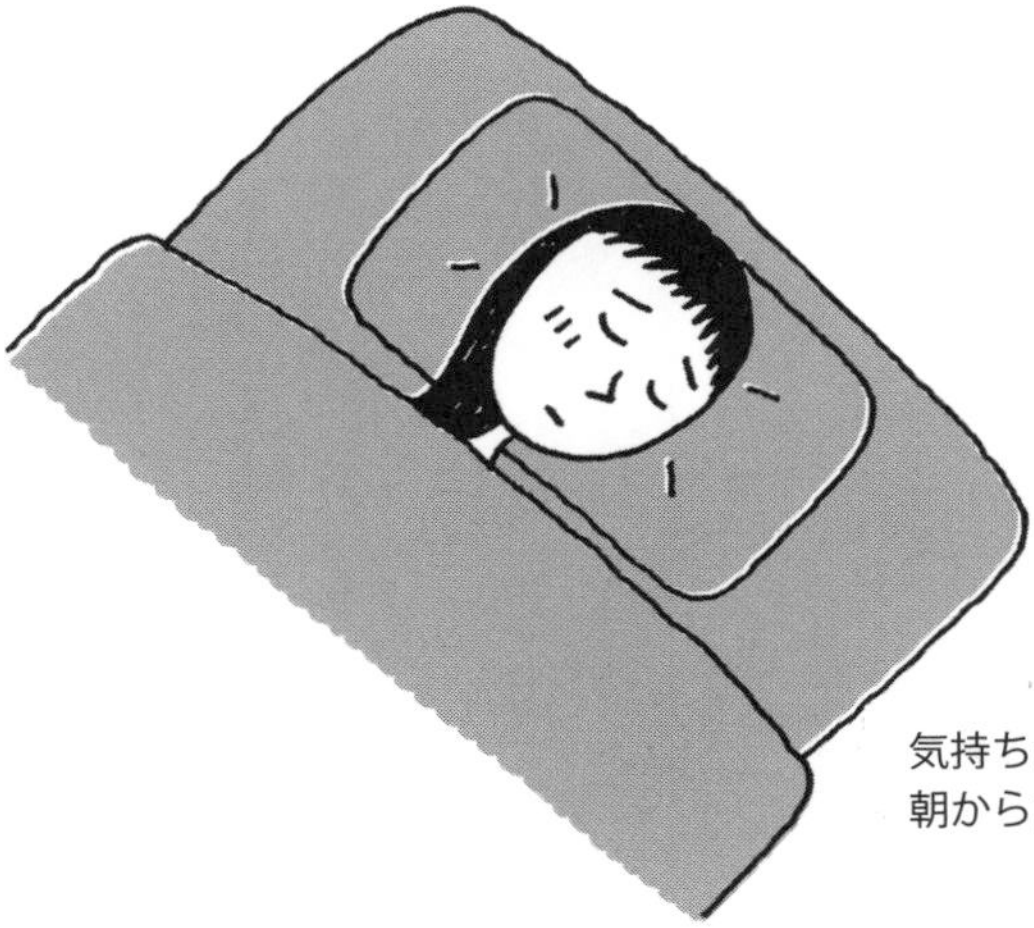

気持ちが落ち込み、朝からだるくて起きられない

Bさん

デザイナー 不安や悩みをうまく伝えられない

興味の合う友だちがいなかった

子どものころから、友だちと話していても、あまり楽しくなかったというBさん。みんなが盛り上がっている話題に興味をもてなかったからです。

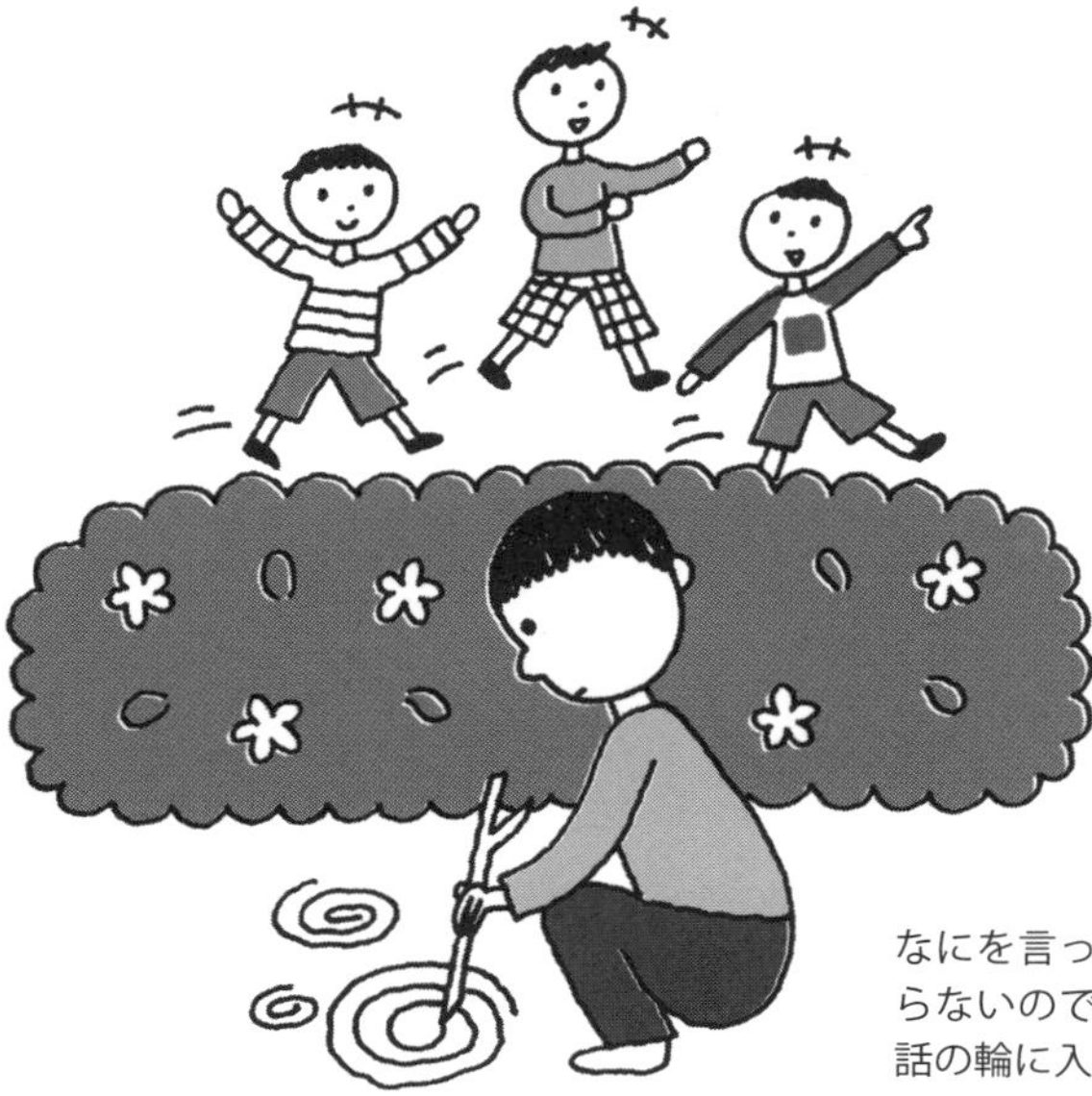

なにを言っていいかわからないので、友だちの会話の輪に入れなかった

人とうまく話ができない

Bさんは、興味がある話題でも、友だちとうまく話ができない自分に気づきました。話すスピードが違い、会話のテンポについていけないのです。

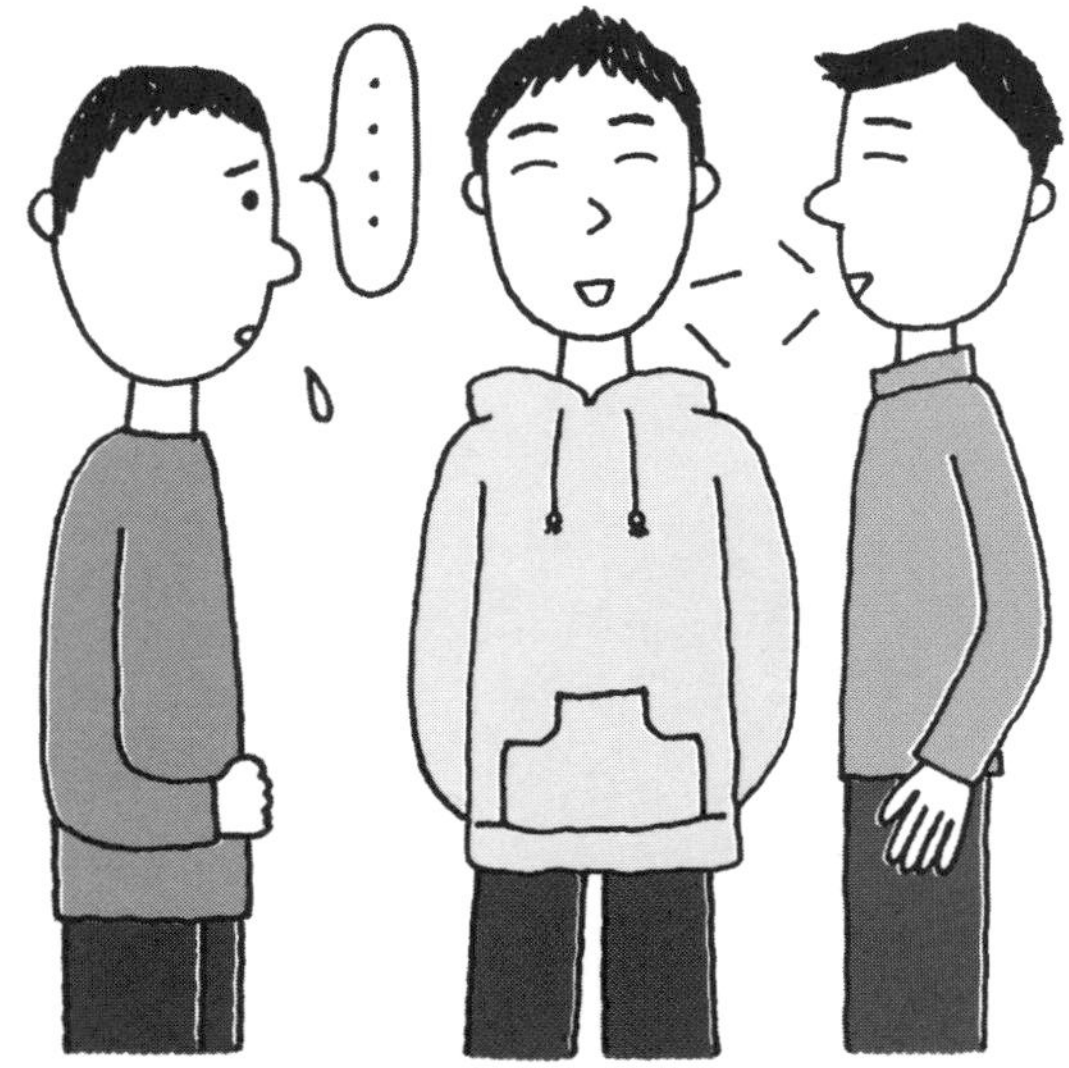

自分はつまらない人と思われているのではないかと心配だった

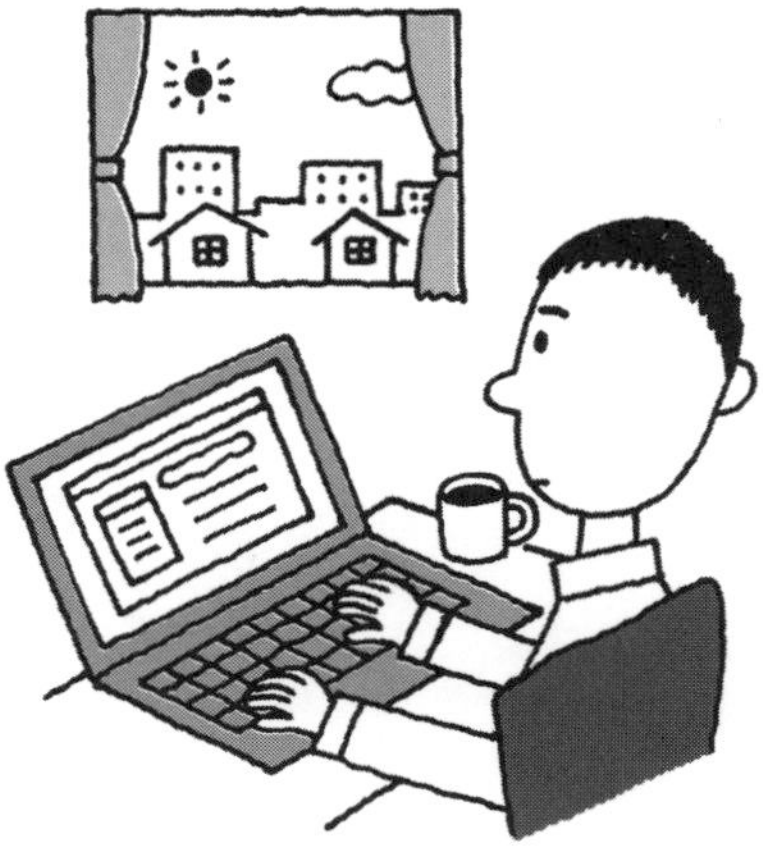

自宅でネットの仕事をしている

もともとデザインの勉強をしていたので、自宅でネットを使って業務委託の仕事をすることができました。ある日、ネットで発達障害の記事をみつけました。

会話が苦手だと自己分析して、なるべく人に会わなくてもできる仕事を選んだ

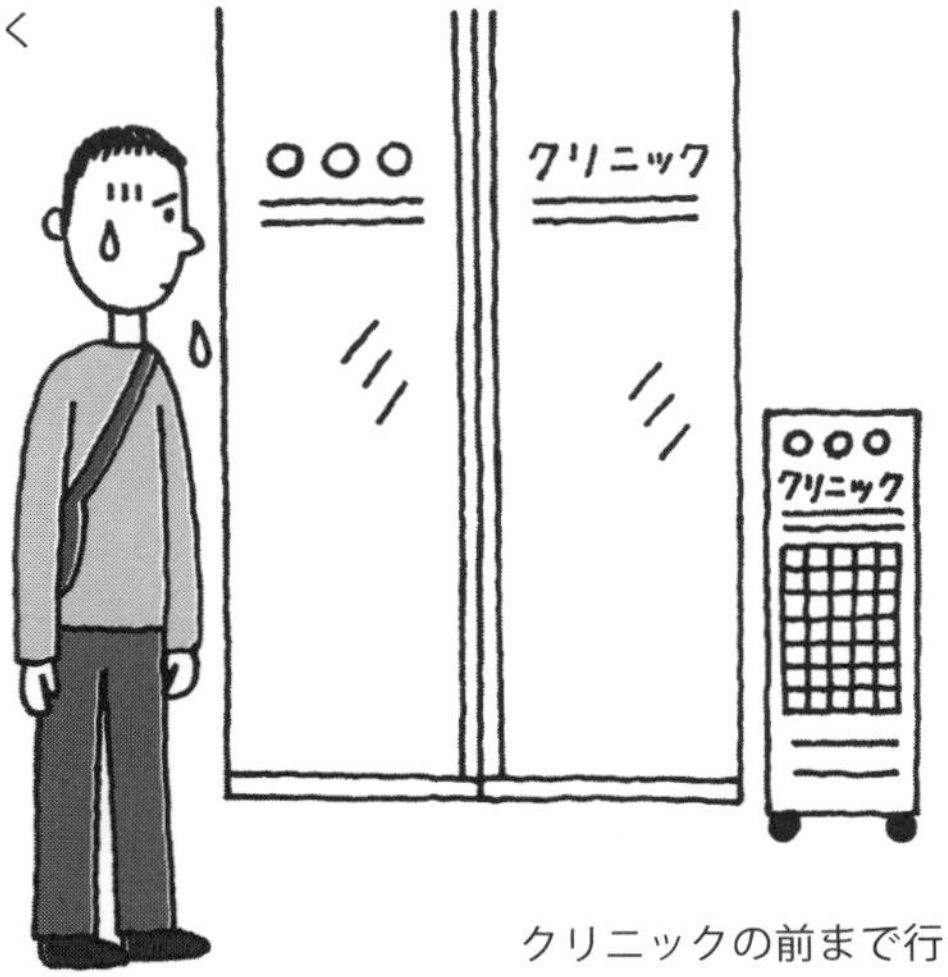

受診しようと思ったけれど

自分は発達障害かもしれないと思うものの、受診するほどなのかと迷います。今感じている不安や悩みは漠然としていて、医師にうまく伝えられないかもしれないと考えました。

クリニックの前まで行ったけれど、入れなかった

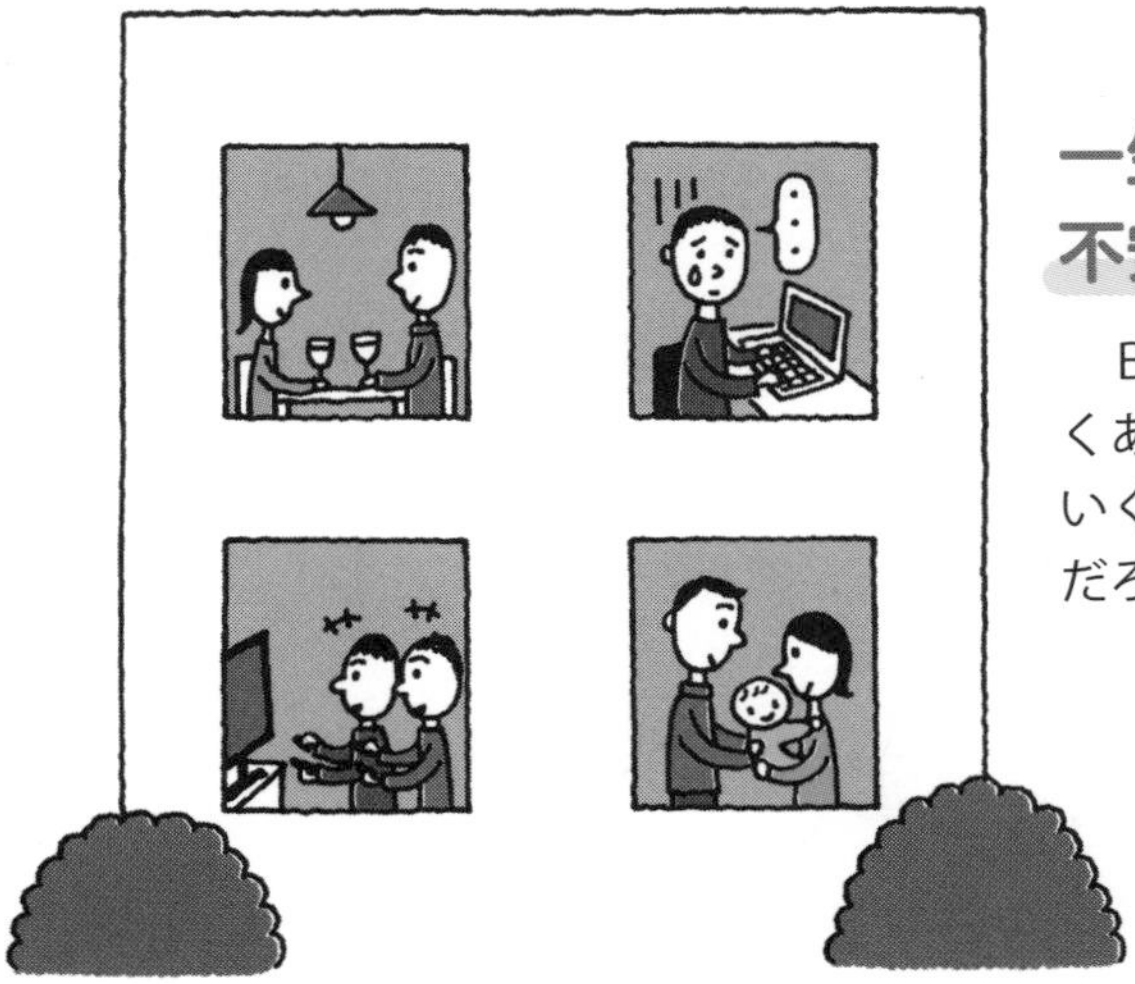

一生このまま過ごすのかと不安になる

Bさんは、少しゆううつで、毎日が楽しくありません。一生このまま時間が経っていくのか、ずっとひとりで暮らしていくのだろうかと悩んでいます。

やっぱりひとりは寂しい。人に会って楽しく話をしたいけれど、どうしたらいいかわからない

Cさん

保育士
なりたかった職業につけたのに

子どもが好きで保育士になりたかった

保育士をめざしていたCさん。子どもが好きで、子どもにかかわる仕事をしたいと、がんばって勉強しました。

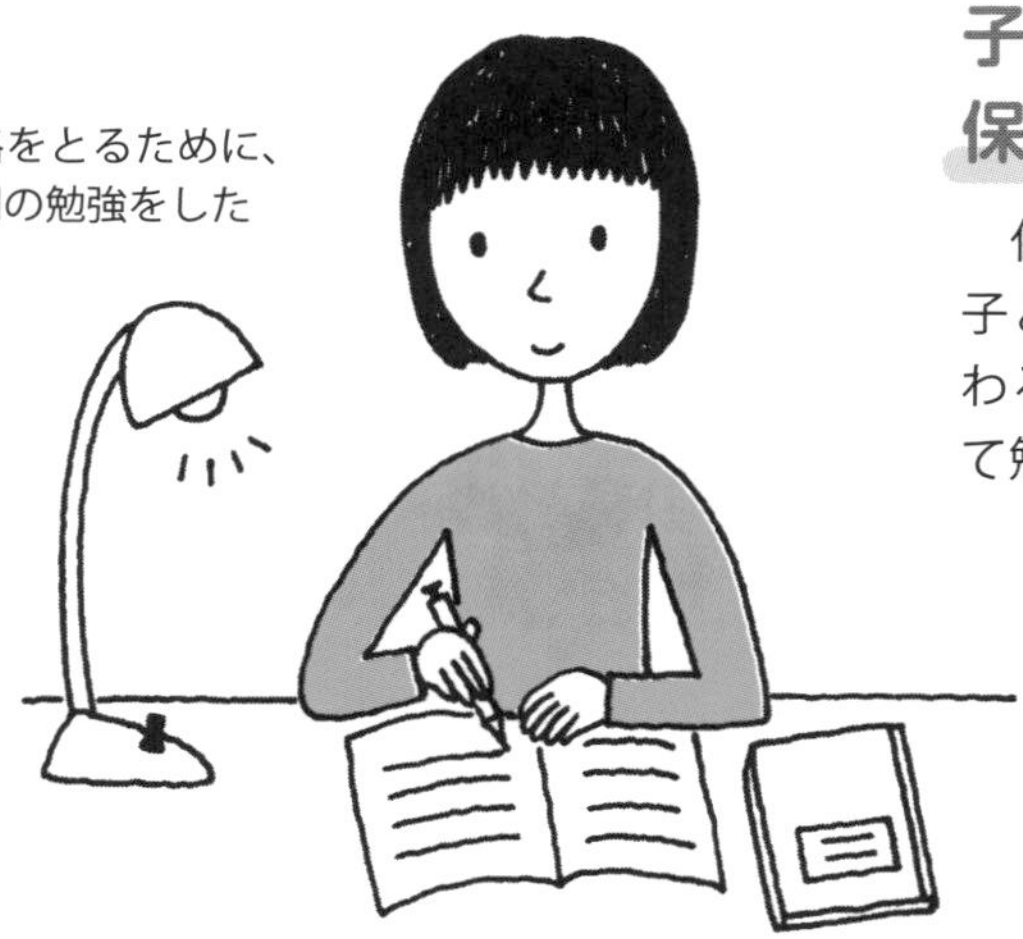

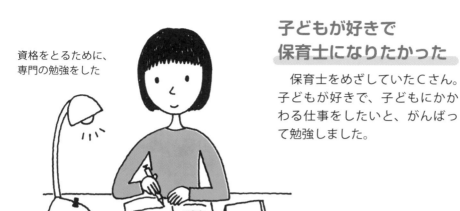

資格をとるために、
専門の勉強をした

保育士としてスタート！

念願がかなって保育士になり、勤務する保育園も決まりました。Cさんははりきって働きはじめました。子どもたちと遊んだり、世話をしたりする仕事に、やりがいを感じていました。

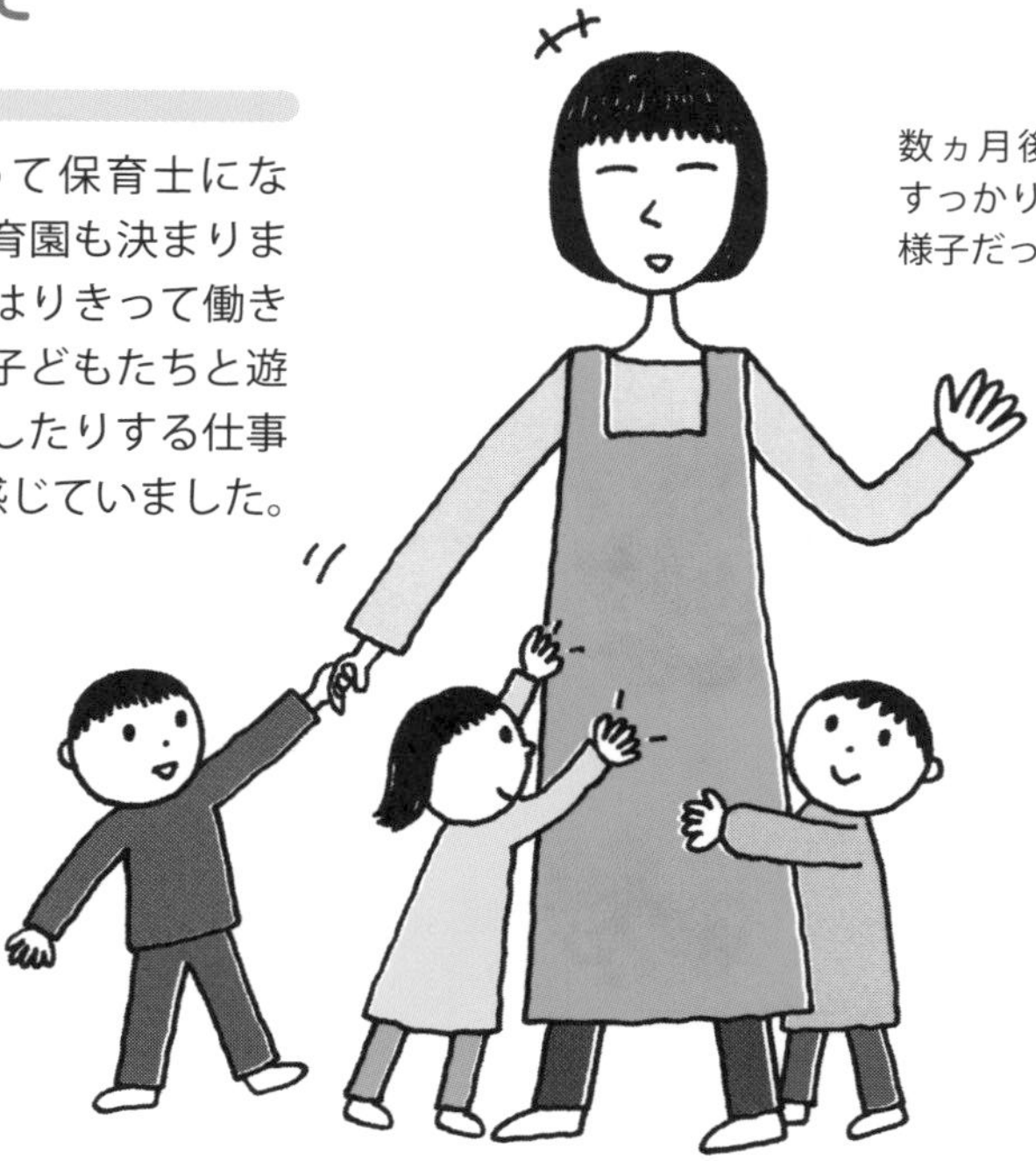

数ヵ月後、Cさんは、
すっかり仕事に慣れた
様子だった

マルチタスクができなくて

保育士の仕事は複数のことを同時に処理していかないといけない「マルチタスク」です。徐々に仕事量が増えてきて、Cさんは焦るばかりで、処理が間に合わなくなってきました。

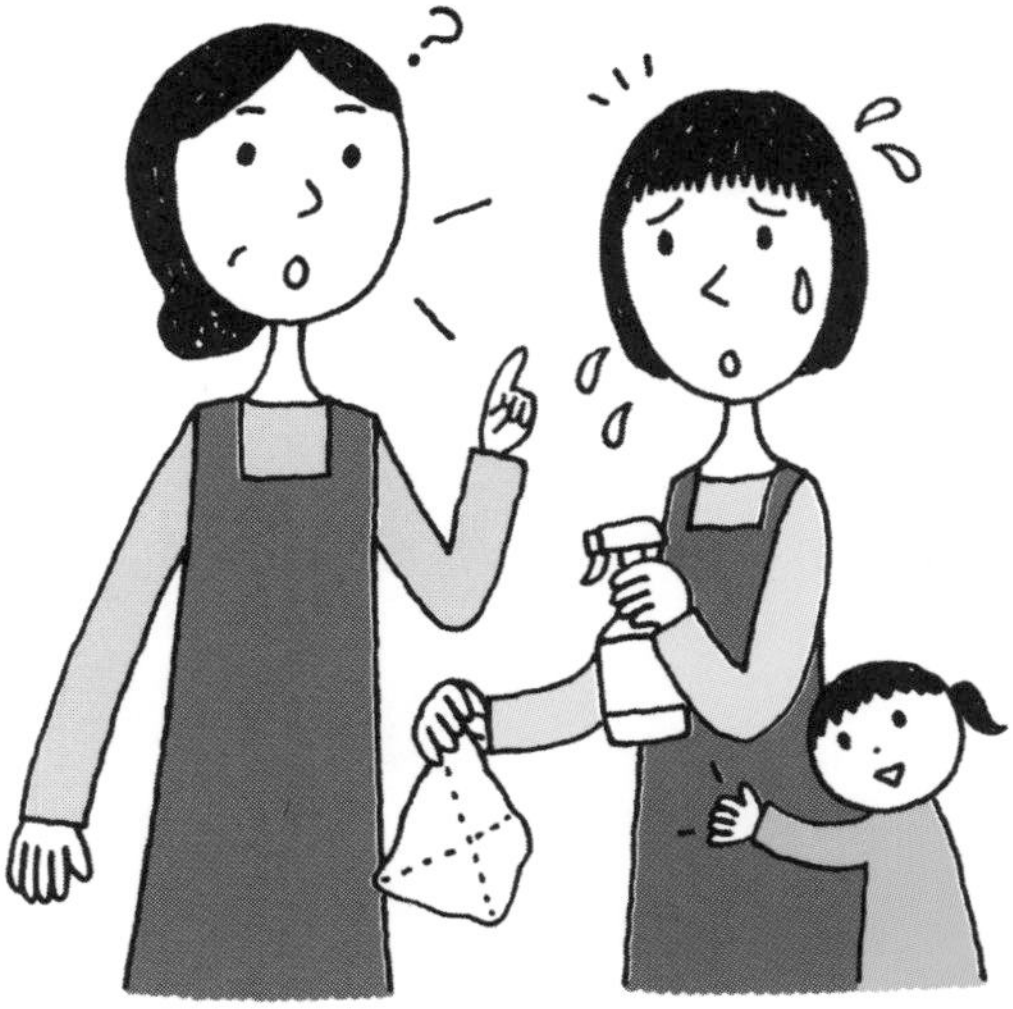

子どもの世話をしているとき、「あれ、どうなってる？」と聞かれても答えられない。「あれ」がなにを指すのか具体的に言われないとわからないからだ

うつ病で休職することに

自分のふがいなさにうちひしがれ、うつ病を発症したCさん。園長が理解ある人で、しばらく休むようにすすめてくれました。

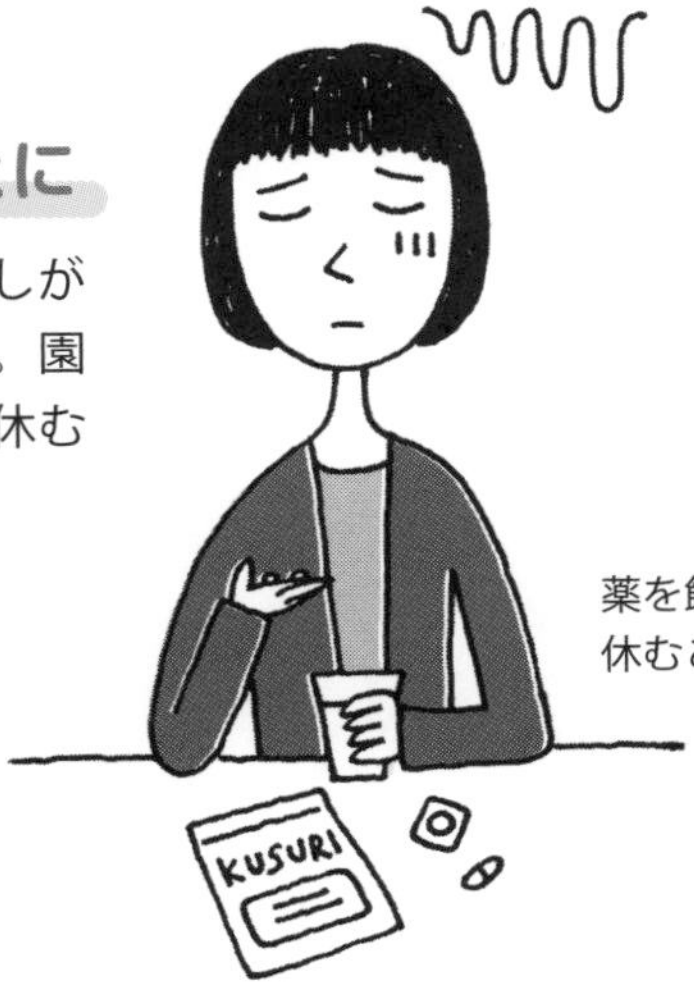

薬を飲み、ゆっくり休むことにした

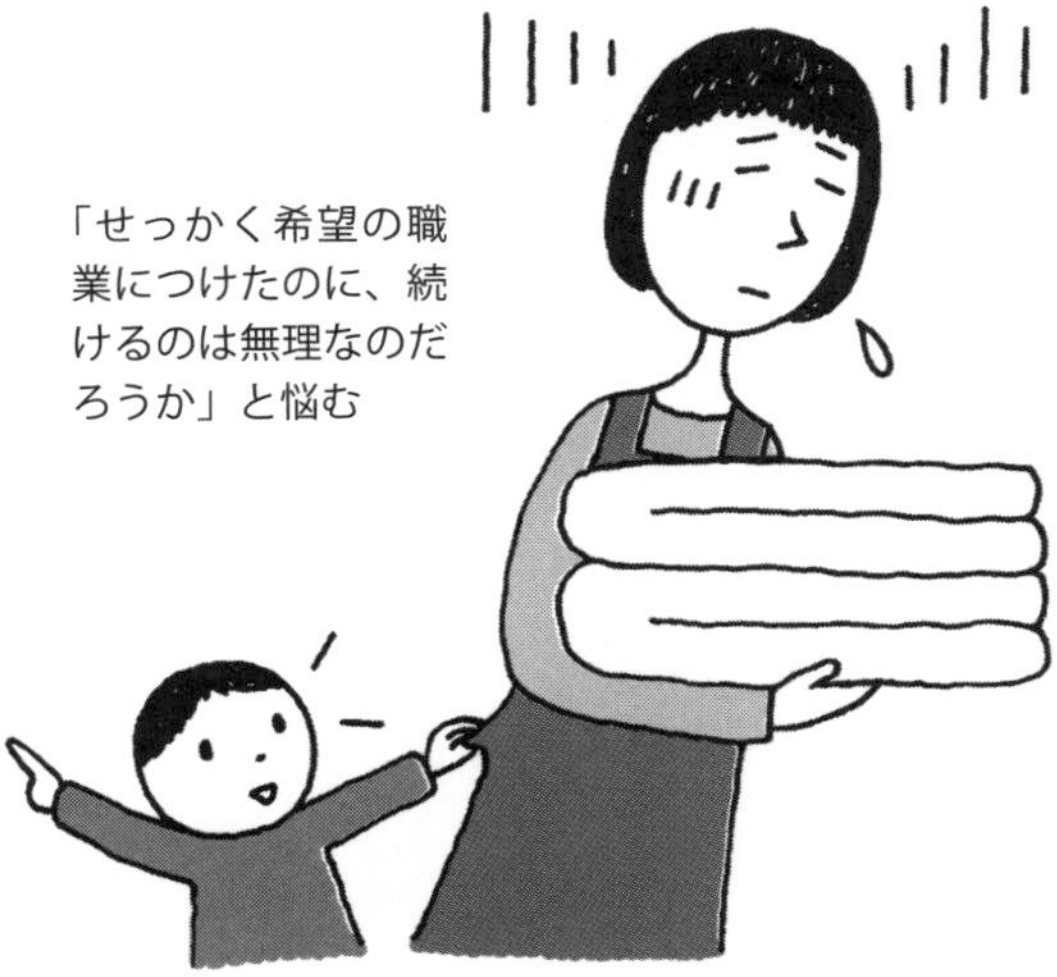

「せっかく希望の職業につけたのに、続けるのは無理なのだろうか」と悩む

復職したけれど、やっぱりつらい

少しよくなってきたので復職したのですが、マルチタスクがこなせるようになったわけではありません。まわりの人にフォローしてもらってばかりで、職場への罪悪感があります。

Dさん

サービス業
発達障害の「傾向がある」にモヤモヤ

子どものころは友だちがいなかった

　Dさんは、友だちがいなくて、小学校では先生とばかり話していました。本を読むのが好きな、おとなしい子どもでした。成績は悪くありませんでした。

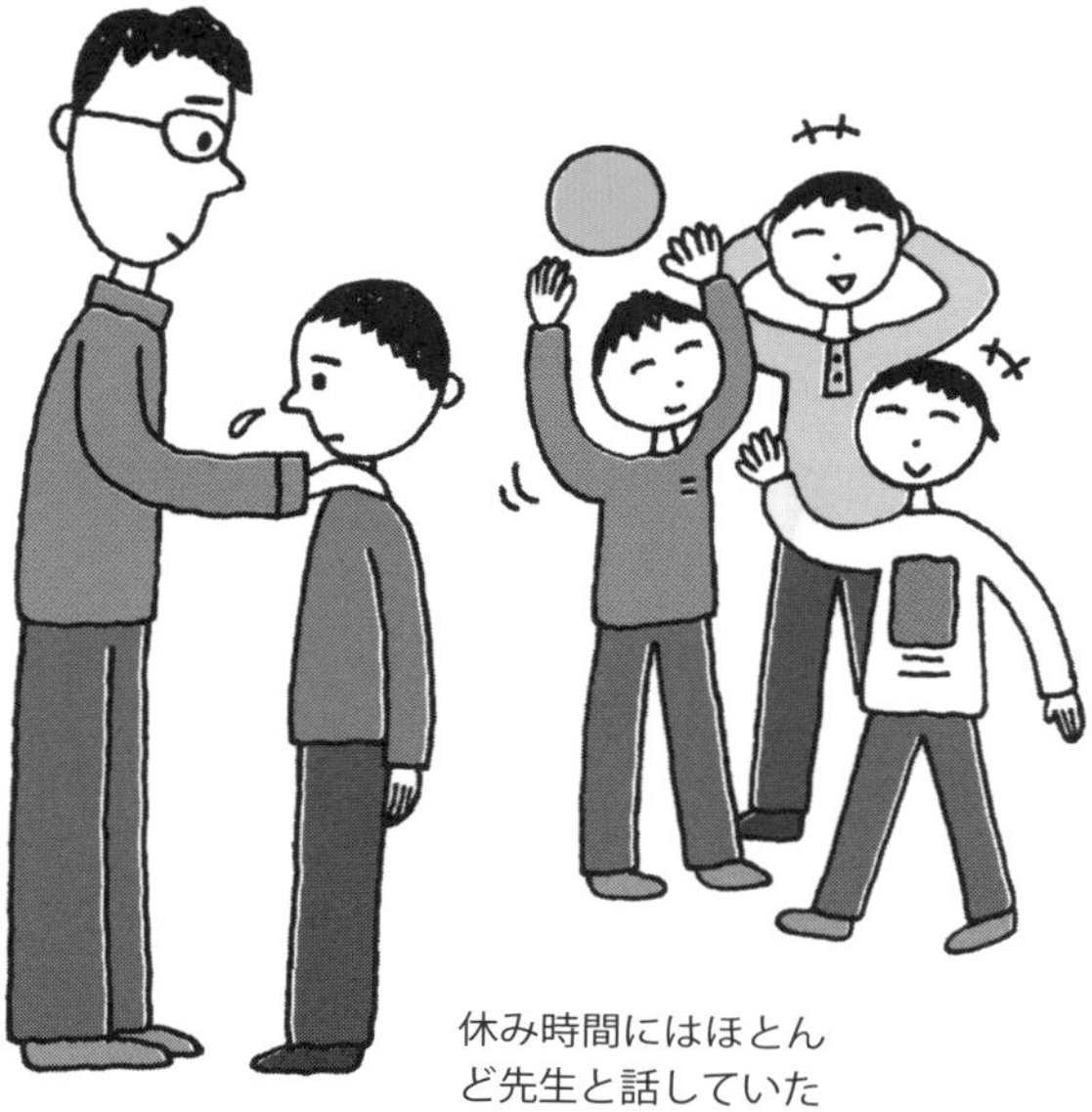

休み時間にはほとんど先生と話していた

アルバイトで失敗つづき

　大学生になってアルバイトをしたのですが、失敗ばかり。Dさんは、名前や顔を覚えるのが苦手だったのです。そのため、長続きするアルバイトはありませんでした。

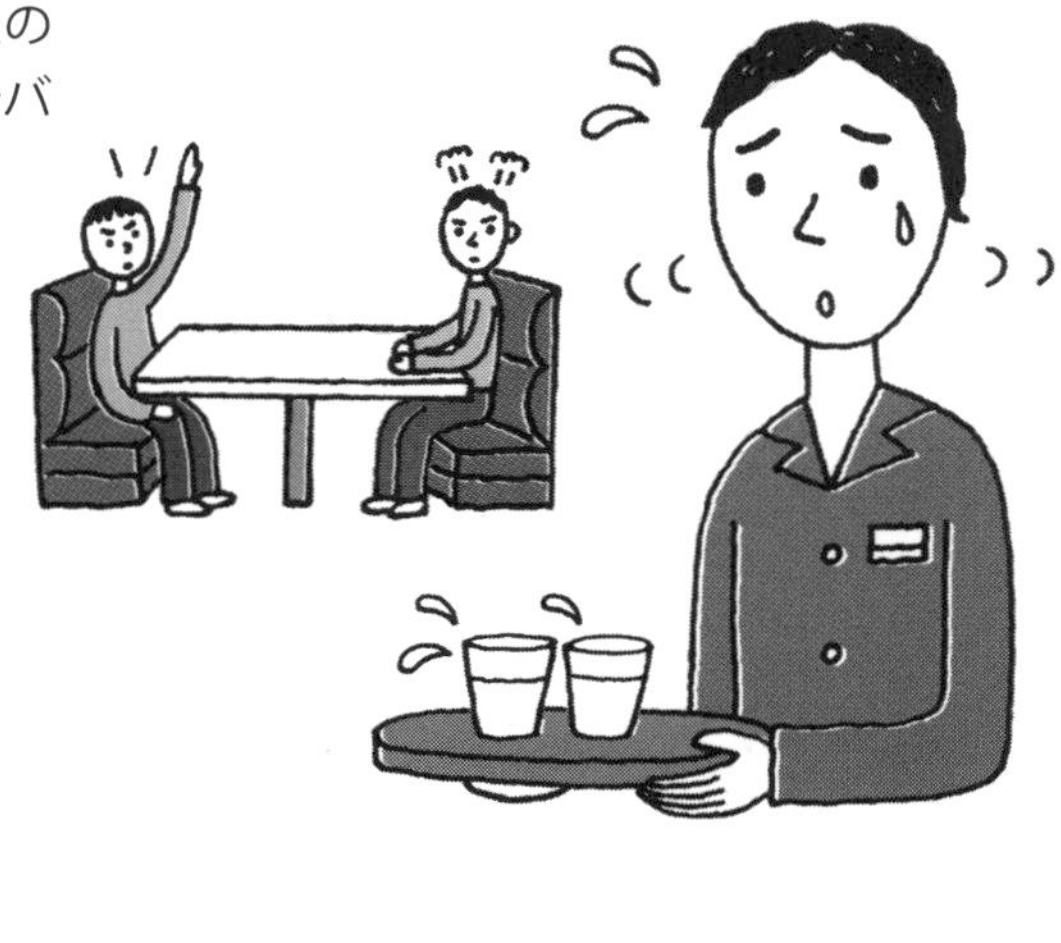

レストランで、お客様の顔を覚えられず、水をもってウロウロ。自己嫌悪に陥った

体験通所に行ってみたら

自分でも就職は困難だろうと考え、まず就労移行支援事業所（→P83）の体験通所に１週間通ってみました。ところが、「一般就労でも大丈夫でしょう」とのこと。少し自信が回復して、就活をすることにしました。

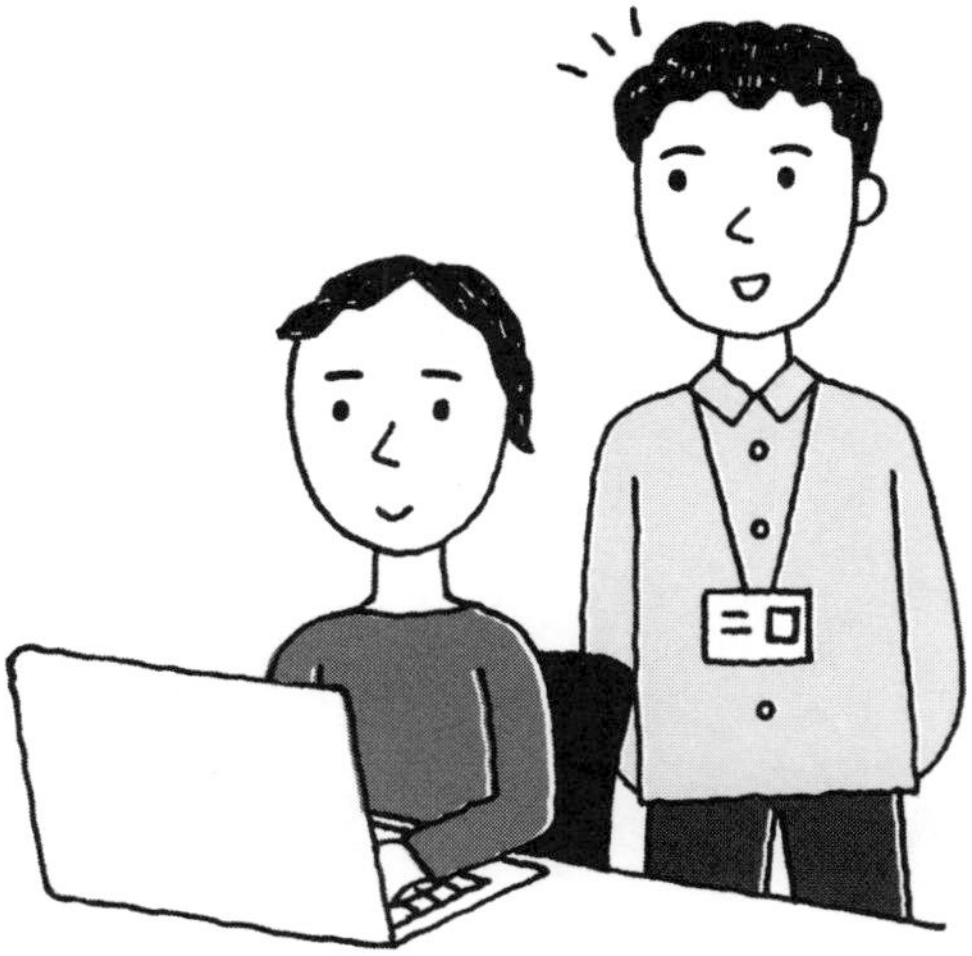

パソコンの入力作業などはほかの通所者よりも難なくできた。やはり自分は考えすぎだったのかと思った

就職したものの

なんとかなると思って就職したのですが、上司から厳しく叱責されることが増えていきました。アポイントを忘れる、期日に間に合わない、書類を読み間違えるなど、ミスが多いのです。

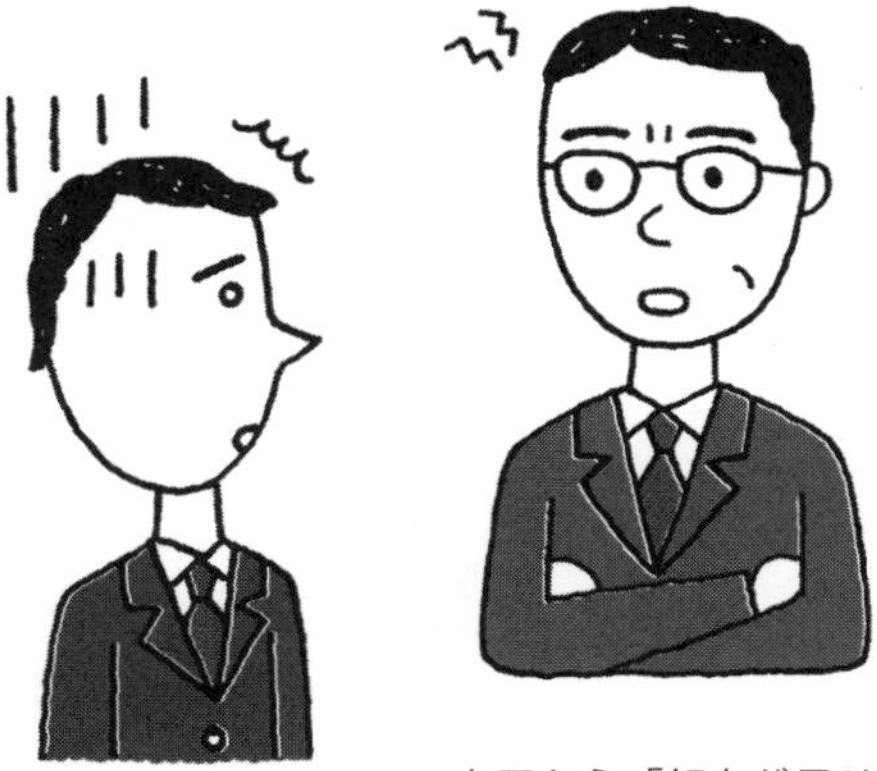

上司から「努力が足りない」と叱られた。Ｄさんは、努力ではなく能力のせいだと自信をなくした

よく眠れないのも疲れる一因だと思うが、自分ではどうにもできないと苦しんだ

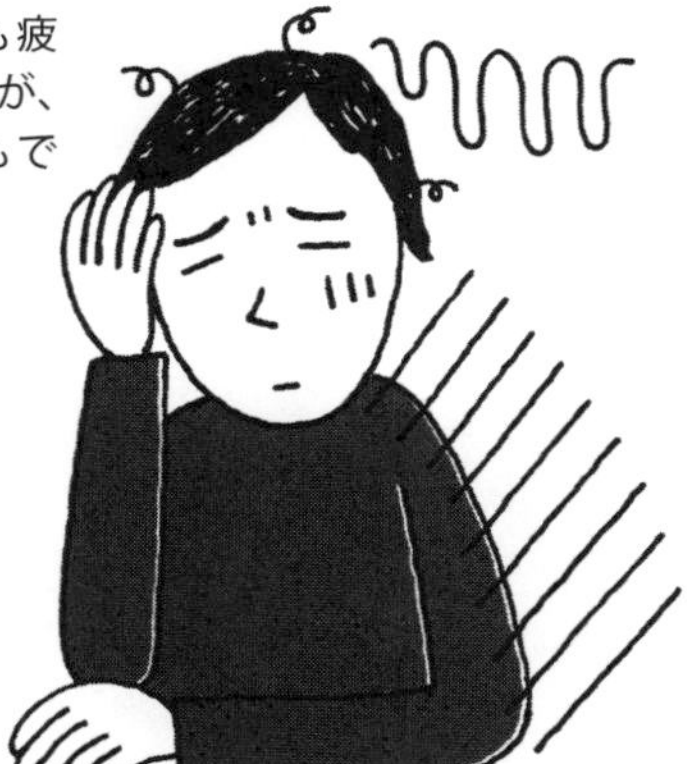

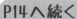

精神的にきつくなってきた

自分では努力しているつもりですが、ミスは減りません。上司からの叱責は連日になり、Ｄさんは心が折れそうになりました。疲れがたまり、体調も悪くなっていきました。

P14へ続く

精神科を受診した

いったいどうしたらいいのかと悩んだDさんは、思いきって精神科を受診しました。精神疾患だと言われたら、会社になんと言おうかと迷いつつ、それでもある程度の覚悟をもって受診したのです。

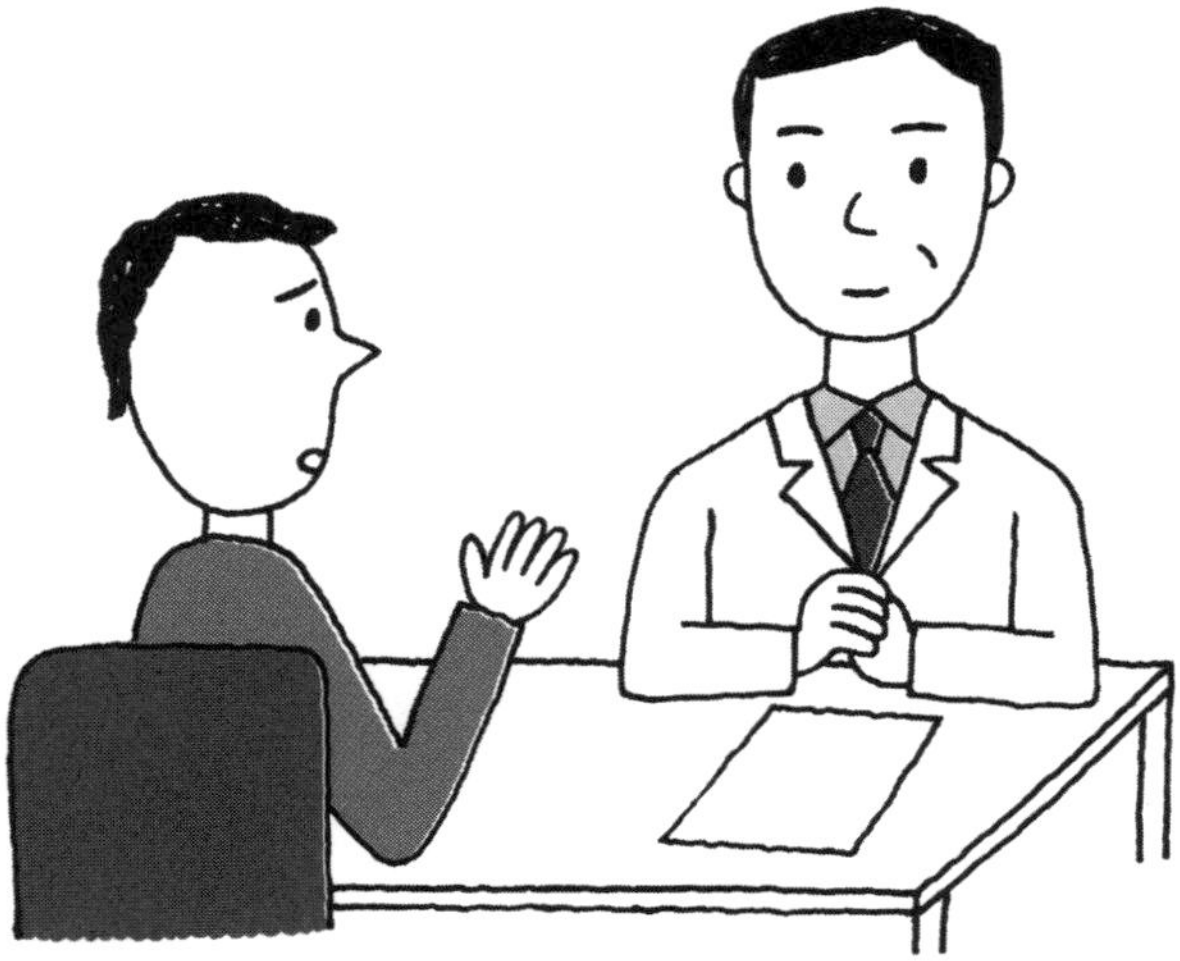

医師はよく話を聞いてくれた

モヤモヤしている

問診をした結果、医師の診断は「発達障害の傾向がありますね」。傾向があると言われても、Dさんは、どうしたらいいのかわかりません。病気でも障害でもなく、なんの手立てもないと放置されたようで、モヤモヤしています。

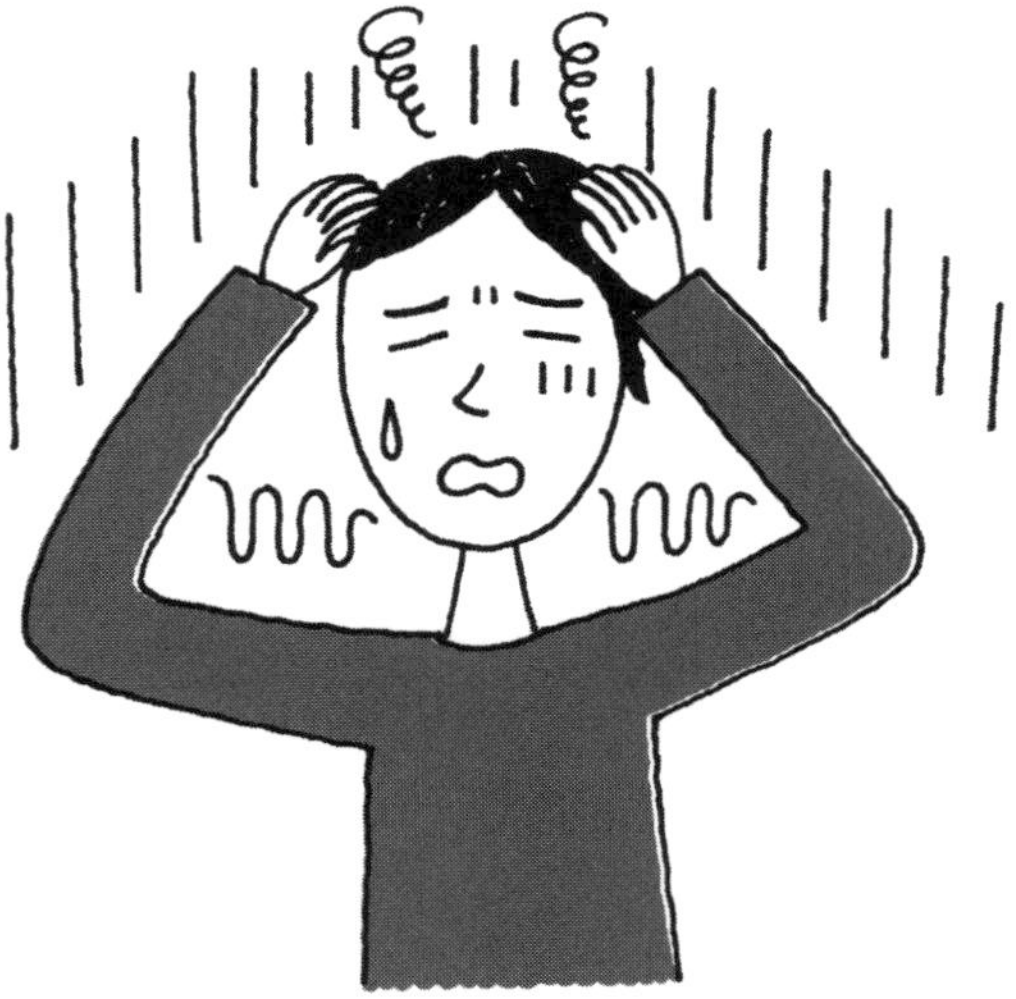

はっきりした診断が出ず、
Dさんは納得できない

しばらく通院することにした

Dさんは、そのモヤモヤした気分を医師に相談してみました。すると、話をするだけでも気が楽になるだろうし、しばらく様子をみようという医師の言葉で、通院することにしました。医師と相談して心理検査を受けることを決めました。

1

発達障害の グレーゾーンとは なにか

グレーゾーンというのは、ブラックとホワイトの間にある
グレーの域という意味です。
精神科領域で単に「グレーゾーン」という場合、
発達障害者と健常者との間にいる人を
指すことが多いようです。

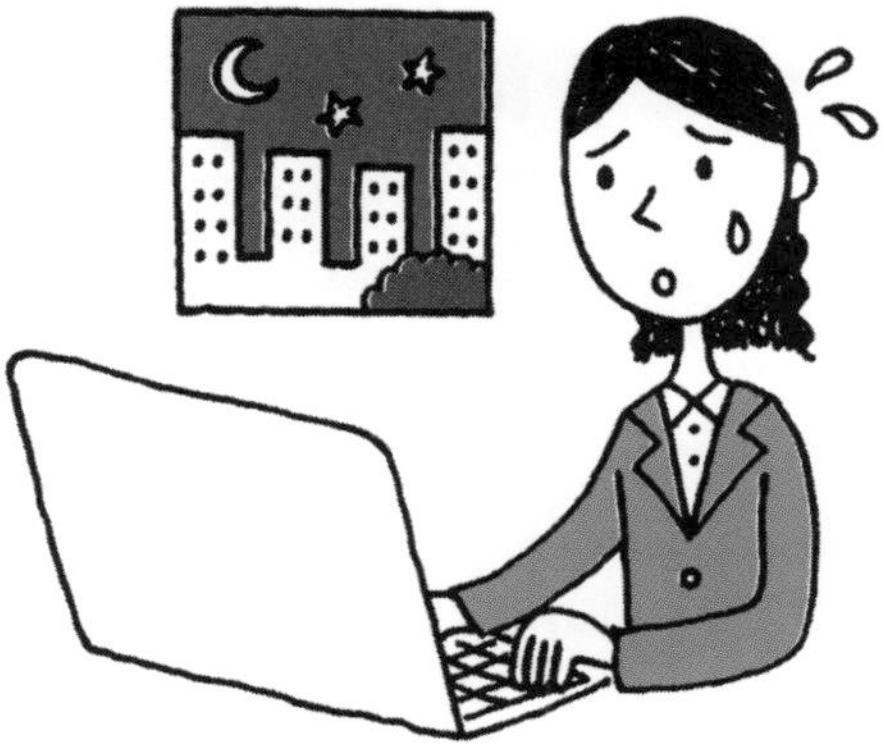

発達障害の「傾向がある」人たち

発達障害という言葉が広く一般に浸透している一方で、グレーゾーンという言葉はそれほど知られていないようです。グレーゾーンの人たちにはどういう特徴があるのかをみていきましょう。

適応がいいときと悪いときがある

医療機関で「発達障害の傾向がありますね」などと診断された人たちがいます。発達障害の「傾向」とは、発達障害とはいえないが、健常でもない、その中間だという診断です。このゾーンをグレーゾーンといいます。また、このゾーンにいる人を「グレーゾーン」ということもあります。

「グレーゾーン」とは、「発達障害の診断が定まらない人」という意味だけではありません。「環境への適応がいいときと悪いときの両方がある人」という意味もあります。つまり、ときには発達障害なのですが、ときには健常である人です。

特有のつらさがある

グレーゾーンの人には、特有のつらさがあります。ある程度社会に適応しているのに、ときにはうまくいかない経験があり、それを認識しているからこそ、つらいのです。

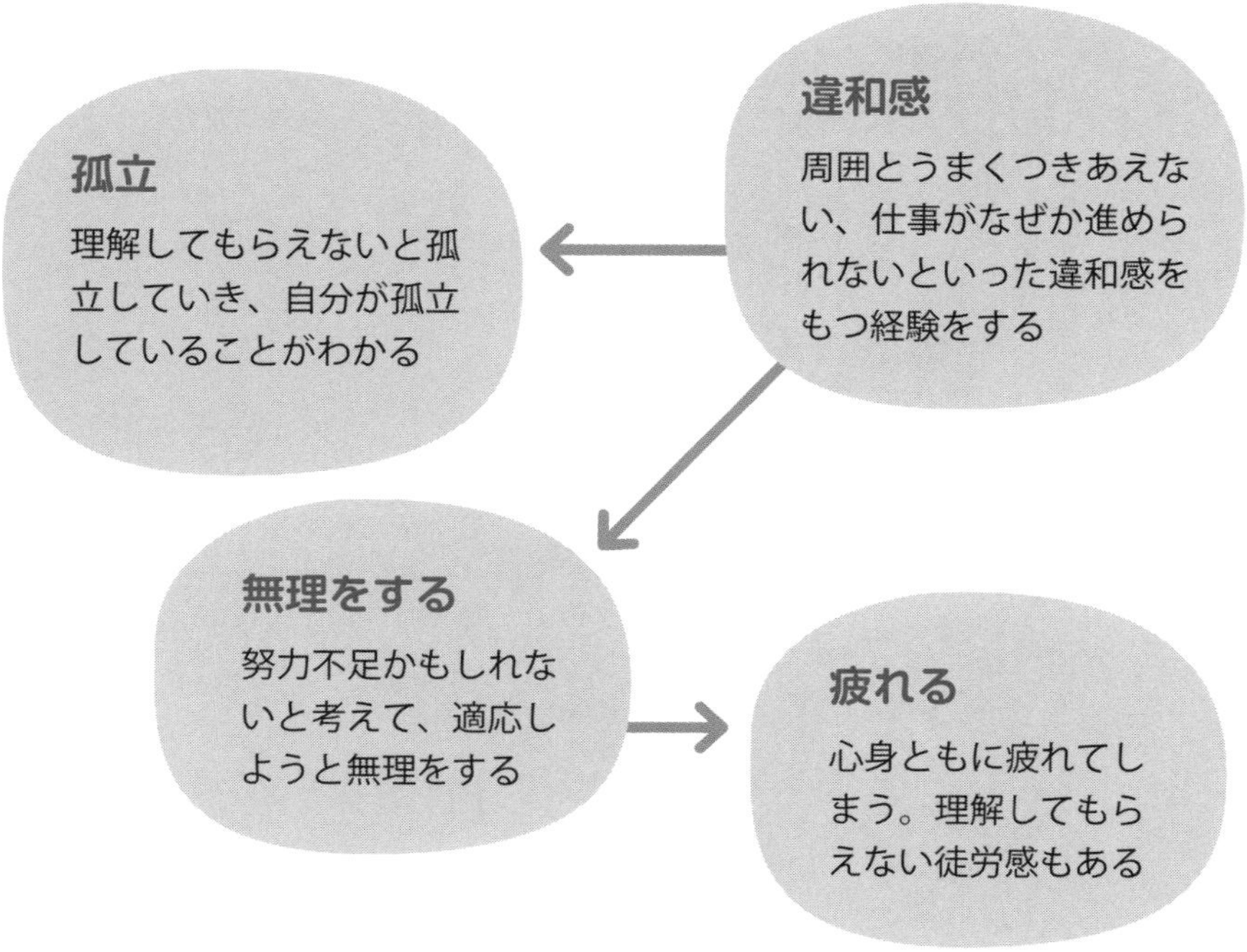
違和感
周囲とうまくつきあえない、仕事がなぜか進められないといった違和感をもつ経験をする
孤立
理解してもらえないと孤立していき、自分が孤立していることがわかる
無理をする
努力不足かもしれないと考えて、適応しようと無理をする
疲れる
心身ともに疲れてしまう。理解してもらえない徒労感もある

グレーゾーンとは

発達障害をブラック、健常をホワイトとするなら、両者の間にどちらともいえないグレーのゾーンがあります。

発達障害を特性の濃度で考えると、特性が濃い場合は発達障害であり、「障害」になります。一方、健常の場合の濃度は薄く、特性とはみなされず、「個性」になります。その間に、グレーの濃度が無数に存在します。

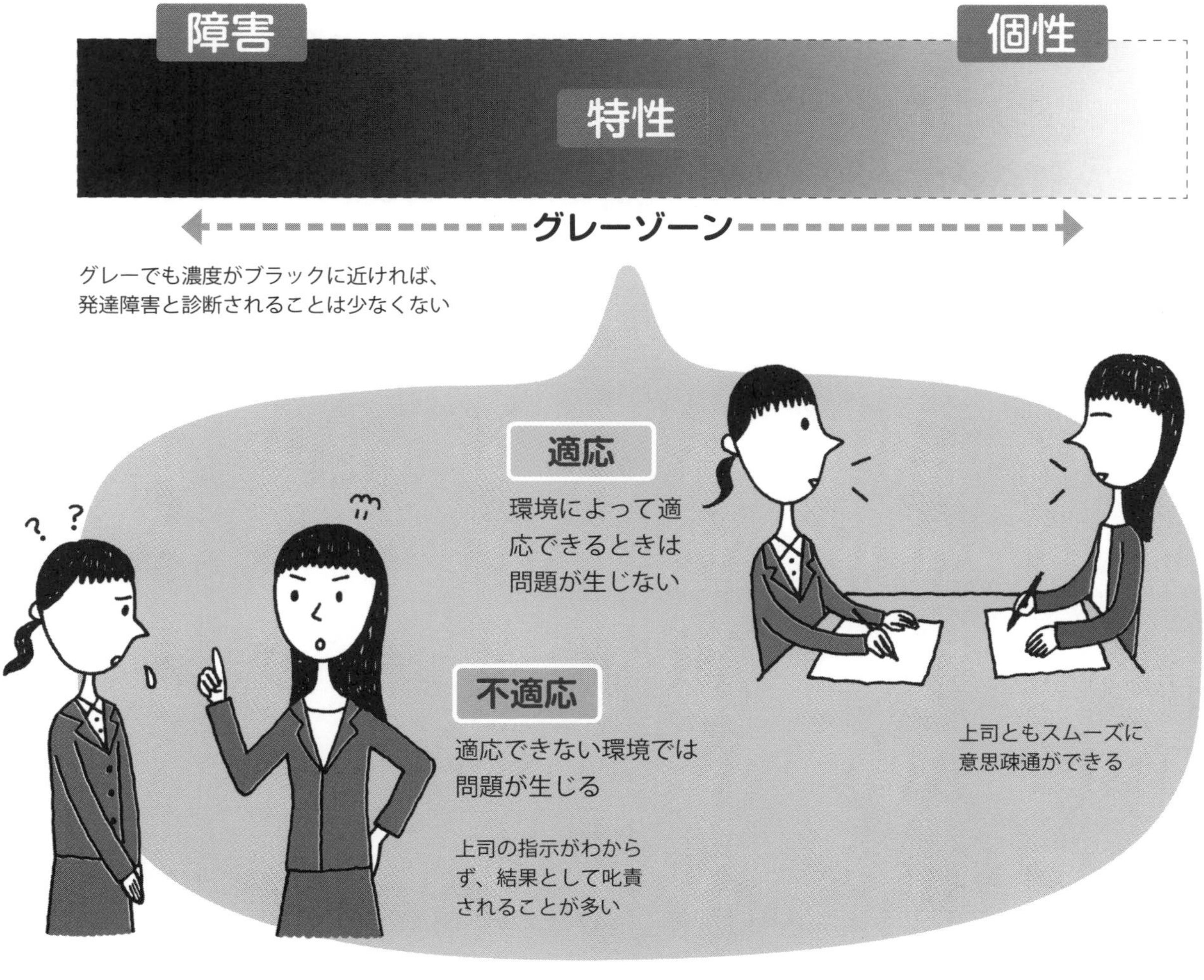
障害
個性
特性
グレーゾーン
グレーでも濃度がブラックに近ければ、
発達障害と診断されることは少なくない
適応
環境によって適
応できるときは
問題が生じない
上司ともスムーズに
意思疎通ができる
不適応
適応できない環境では
問題が生じる
上司の指示がわから
ず、結果として叱責
されることが多い

よく知られている発達障害は三つ

グレーゾーンを理解するためには、発達障害への理解が欠かせません。「発達障害」といって一般的に思い浮かべるのは、自閉スペクトラム症、ＡＤＨＤ、ＬＤの三つであることが多いでしょう。

主な発達障害

発達障害のうち、自閉スペクトラム症、ＡＤＨＤ、ＬＤの３つがよく知られています。この３つは分類されてはいても、きっぱり分けられず、発達障害の診断を難しくしています。特性が重なるところも多く、発達障害の併存とみなされることもあります。

自閉スペクトラム症

自閉的特性をもっているために、生活に支障をきたしています。スペクトラムは「連続体」の意味ですから、自閉的特性の程度が軽い人から重い人まで存在していることを表しています。

自閉的特性とは

- 興味の対象が限られる。くり返しを好み、順番にこだわる（常同性）
- 暗黙の了解（メタ表象→ P25）の幅が狭い
- イマジネーションやコミュニケーションなど社会性に困難がある

上司に「これ急いでって言ったよね」と言われるが、そのような指示をされた覚えはない

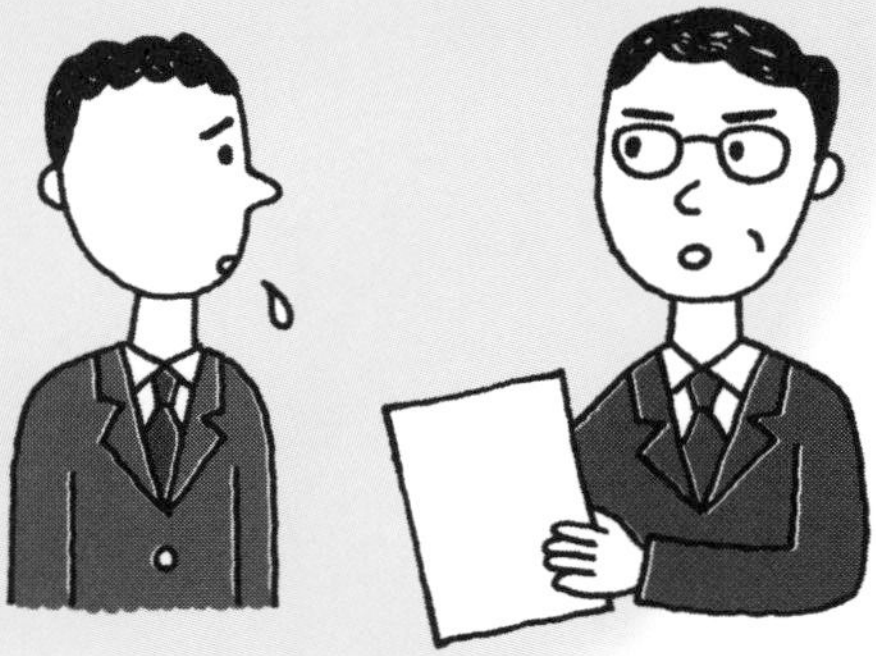

発達障害は病気ではない

発達障害は二〇年ほど前から注目されはじめた障害です。研究が進むにつれ、発達障害の分類などが変わりました＊。その際に発達障害という言葉も「神経発達症」と変わりましたが、本書では一般に広まっている「発達障害」で解説していきます。

発達障害は細かく分類されていますが、よく知られているものは上記の三つで、診断される人数も多いです。ただ、診断された人を「患者」とはいえません。発達障害は病気ではないからです。発達障害にかかわる偏《かたよ》りがあって環境に適応できないため、困難が生じている人たちです。

＊ＤＳＭ（→Ｐ34）が第５版になり、日本語版が 2014 年に発行された

ADHD

注意欠如・多動症です。遂行機能障害が中核にあり、日常に支障をきたしますが、特に仕事を進めるうえで困難が多くなります。大人になると、多動性が目立たなくなります。また、二次障害として、ほかの精神疾患を発症することが少なくありません。

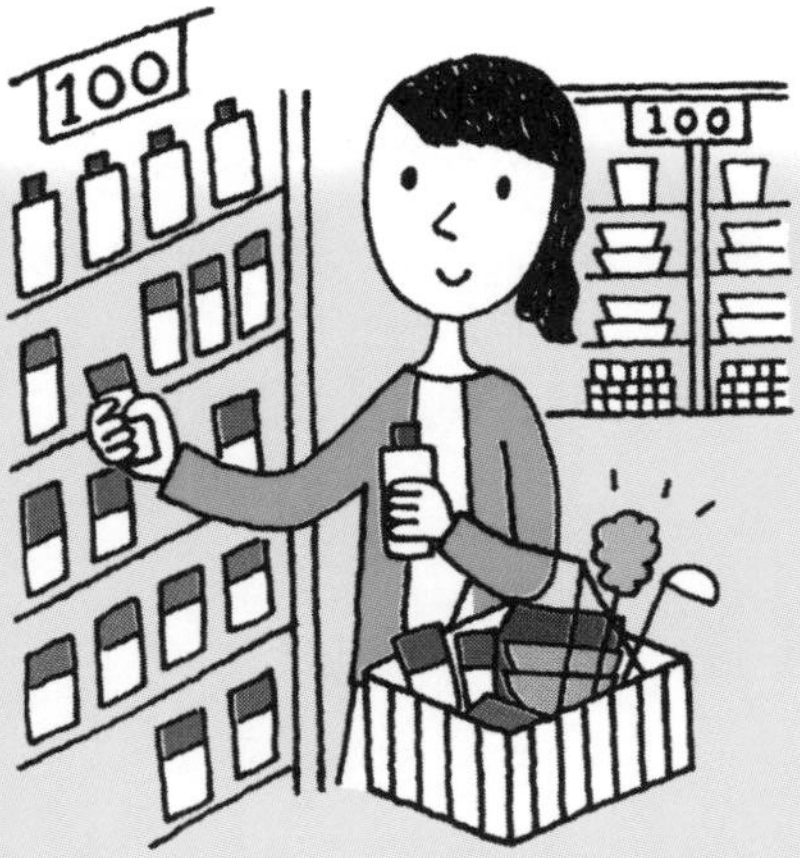

安価なものを大量に買ってしまうなど、買い物依存症を発症する例もある

遂行機能障害とは

- 不注意、注意散漫、多動性、衝動性の特性のため、ものごとを遂行することに障害がある

ＬＤ

医学的にはＳＬＤ（限局性学習症）といいますが、一般的に、ＬＤ（学習症）のほうがなじみがあるようなので、本書ではＬＤと表記します。

読み・書き・計算などのうち、特定のことだけが極端にできません。ほとんどの人は子どものころに見つかるので、大人になってから診断されるのは極めて少数です。

（ダンプ症候群）

発達性協調運動症（→P21）はＡＤＨＤにも自閉スペクトラム症にも併存しますが、ＡＤＨＤに併存した場合には、ダンプ症候群とよばれます。社会適応が非常に困難です。

自閉スペクトラム症とＡＤＨＤとの併存、ＡＤＨＤとＬＤとの併存は少なくない

知的障害なども発達障害に含まれる

発達障害とは、発達にかかわる偏りがあり、生活に支障をきたしている人全般をいいます。ですから、先述した三つだけではありません。例えば、知的障害（知的発達症）も発達障害のひとつです。

そのほかの発達障害

発達障害に含まれるものは、ほかにもあります。ただ、グレーゾーンという場合、ここで解説している発達障害とのグレーゾーンは、ほとんど注目されていないようです。

知的発達症

かつては知的障害といい、発達障害に含まれていませんでした。

知的発達症は、知的発達に障害があり、概念的・社会的・実用的な領域で知的機能と適応機能に遅れがあります。必要な支援の程度によって、軽度、中等度、重度、最重度に分けられます。知的能力は知能検査によってはかられ、知能指数（ＩＱ）70 未満が知的発達症とされます。

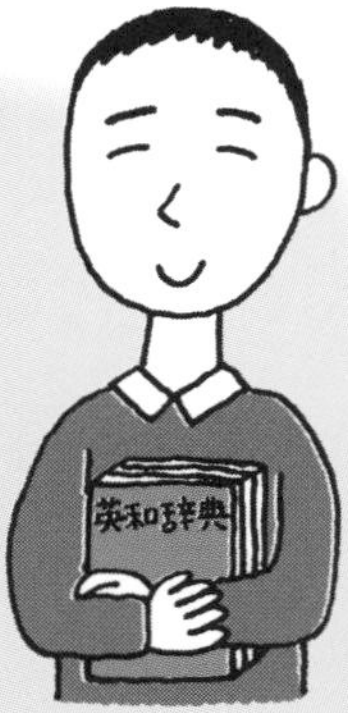

知的発達症は発達に凸凹がなく、おしなべて低機能。軽度なら進学が可能になる場合もある

コミュニケーション症

会話や発声など、言葉を使うコミュニケーションに障害があります。ほかの発達障害に伴うものは含まれません。症状によって、下記のように分けられます。

- 言語症／話したり書いたりするための言葉を取得できません。
- 語音症／言葉をうまく発声できず、周囲の人は理解できません。
- 吃音《きつおん》（小児期発症流暢《りゅうちょう》症）／どもったり、会話をしていて突然話せなくなったりします。
- 社会的（語用論的）コミュニケーション症／人とコミュニケーションをとることが難しいと感じます。

レット障害

「レット障害」は知的障害と運動能力の低下、自閉的な症状がみられますが、発達障害には含まれなくなりました。

発達障害に含まれるものは多い

自閉スペクトラム症のような自閉的特性や、ＡＤＨＤの遂行機能障害などをもたない発達障害があります。そのなかで、人数が多いのが、知的発達症と発達性協調運動症です。また、発達障害のひとつであるコミュニケーション症は、ネットなどでいわれる「コミュ障」とは違います。

それぞれ特性は違いますが、発達にかかわる偏りがあって、生活に支障をきたしていることは共通しています。

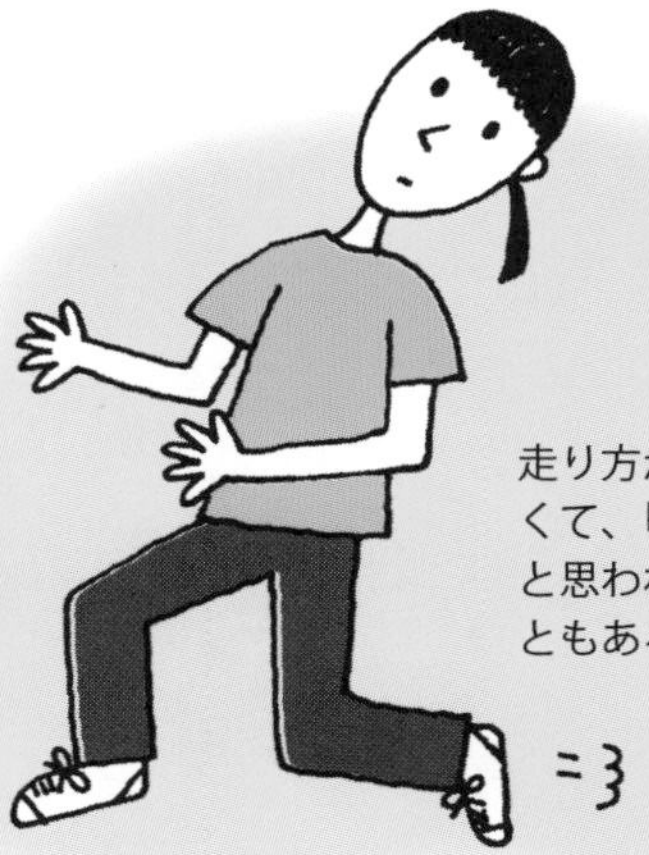

走り方がぎこちなくて、「運動音痴」と思われていることもある

発達性協調運動症

運動症のひとつです。手と足など体の複数の部位を協調させておこなう運動が苦手です。運動には、走る、投げるなどの大きな動き（粗大運動）、ひも結び、ボタンかけなどの手先の動き（微細運動）があります。どちらか一方が苦手な人だけでなく、どちらも苦手な人もいます。

自閉スペクトラム症やＡＤＨＤに併存することもあります。

チック症

運動症のひとつです。意図せず突発的に同じ動きをくり返します。体の動き、発声の２つに分けられますが、どちらもある人もいます。よくみられるのが、うなずき、まばたきなど。ストレスがあると、症状が強くなるといわれます。

このほか、発達障害の運動症には「常同運動症」がある

発達の偏りがある人には共通の特性がある

自閉スペクトラム症、ＡＤＨＤなどと分類はされていても、発達障害としての共通する特性があります。これは程度は違っても、グレーゾーンの人にも共通している特性だといえるでしょう。

共通の特性と悩み

発達障害には診断名が違っても、共通する特性と共通する悩みがあります。その悩みから、自己評価が下がり、自分を否定してしまい、二次障害として別の精神疾患を発症しやすいことも共通しています。

共通の特性

● 抑制機能障害

刺激に対して敏感で、ささいなことを気にしたり、ひどくこだわったり、小さな刺激に激高したりします。脳の活動性が高まりやすいうえ、その活動をコントロールすることができません。

● 能力のバランスが悪い

できることとできないことの差が大きいです。発達の凸凹といわれることもあります。本人は、できないことを過小評価しがちです。

↓ ＋

ＡＤＨＤ的特性

ＡＤＨＤです。衝動性や過集中は抑制機能障害の例です。目先のおもしろそうなことにとびついてしまいます。能力のバランスがとれておらず、遂行機能障害があるので、日常的に困難を感じることが多いです。

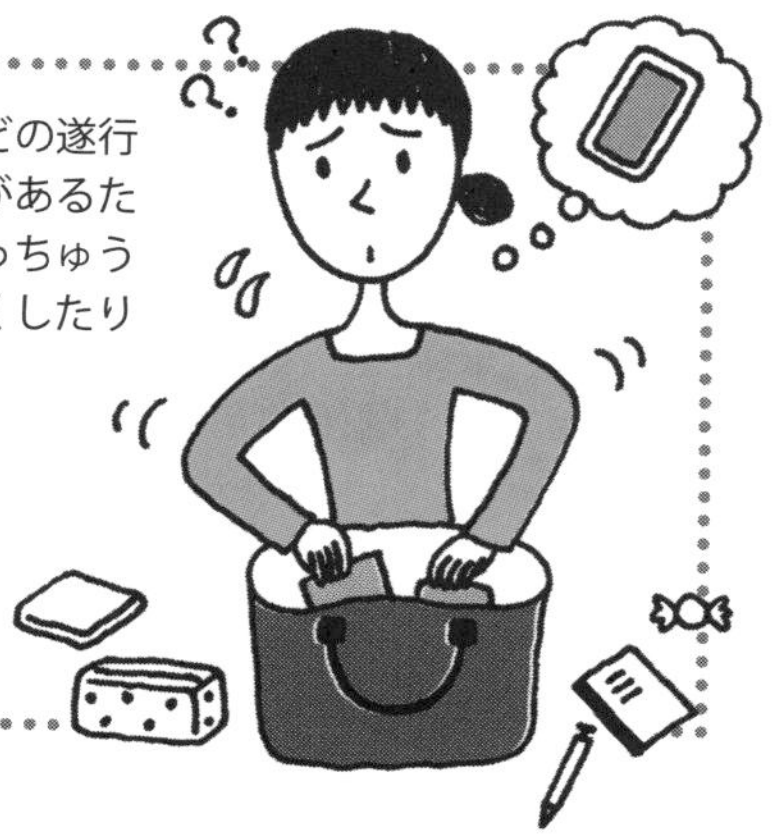

不注意などの遂行機能障害があるため、しょっちゅうものをなくしたりする

自閉的特性

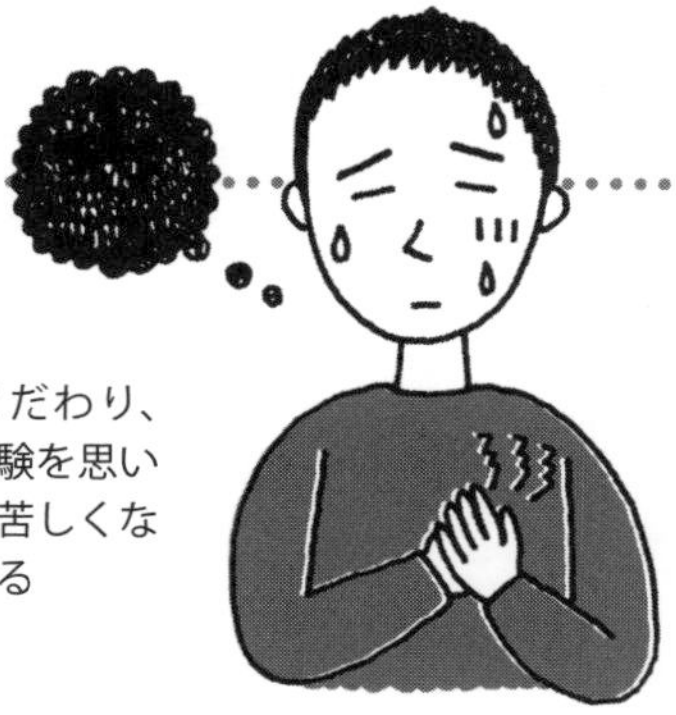

過去にこだわり、過去の経験を思い出しては苦しくなる人もいる

自閉スペクトラム症です。同じことをくり返したり、熱中しすぎたりするのは、変換困難な常同的特性ととらえられています。これに抑制機能障害が関与している可能性があります。また、メタ表象（→P25 ）の狭さも生きづらさにつながります。

共通の悩み

- **人間関係がうまくいかない**
  つきあい方へのこだわり、衝動的な発言などによって、対人関係のトラブルが起こります。
- **生きづらさを感じる**
  さまざまな場面で違和感や齟齬《そご》を感じたり、叱責されることや後悔が増えたりします。

自己否定的になり二次障害を発症しやすい

グレーゾーンの人にも共通している

発達障害の人には、共通の特性があるようです。悩みも発達障害全体で共通しています。

共通した特性に加えて自閉的特性があると自閉スペクトラム症、ＡＤＨＤ的特性（遂行機能障害など）があると、ＡＤＨＤと診断されます。それぞれ、特性がさほど強くない場合が、自閉スペクトラム症のグレーゾーン、ＡＤＨＤのグレーゾーンです。

また、自閉的特性とＡＤＨＤ的特性は、それぞれ固有のものです。同じような言動でも、もとにある特性は違います。例えば、自閉スペクトラム症の人に不注意のような言動があったとしても、それは注意の対象が限られる（常同性）ために無頓着にみえるのです。

ものごとのとらえ方が遅い、ズレる

発達障害の人は、ものごとのとらえ方が、健常者と少し違うようです。認知のしかたや、脳内のネットワーク（→P43）に原因があると考えられています。

ものごとのとらえ方

ものごとを認識するのは脳です。発達障害の人の脳では、外部からの情報を概念として素早く処理する機能が弱いという説があります。

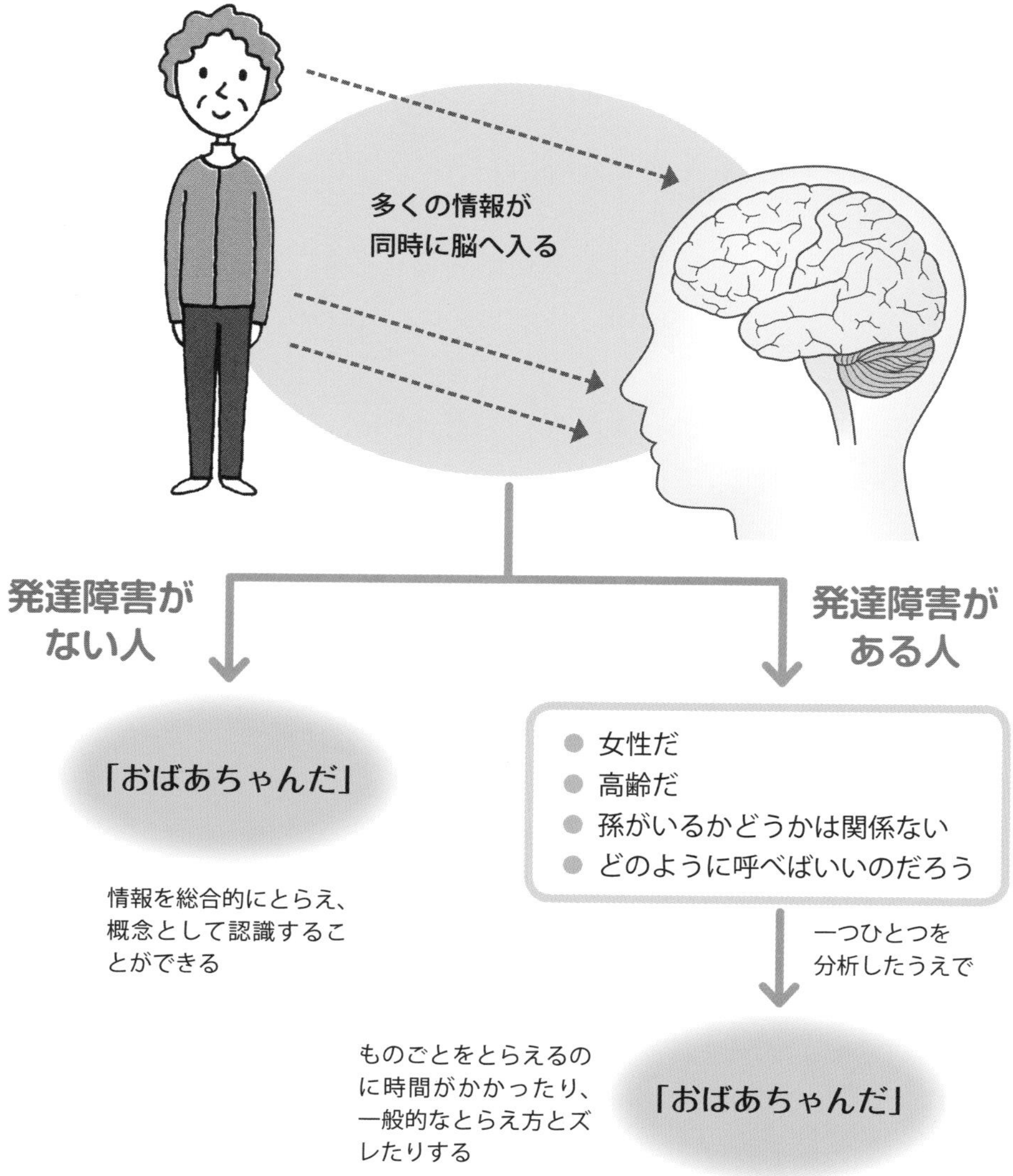
多くの情報が
同時に脳へ入る
発達障害が
ない人
発達障害が
ある人
「おばあちゃんだ」
情報を総合的にとらえ、概念として認識することができる
女性だ
高齢だ
孫がいるかどうかは関係ない
どのように呼べばいいのだろう
一つひとつを
分析したうえで
ものごとをとらえるのに時間がかかったり、一般的なとらえ方とズレたりする
「おばあちゃんだ」

ものごとのとらえ方が違う

発達障害の人は、ものごとのとらえ方が健常者と違うようです。ものごとを認識するまで時間がかかったり、世間の多くの人とズレたりします。

例えば、自閉スペクトラム症では「常識がない」などと言われることがよくあります。ものごとに対する個人の認識を「表象」といいますが、「表象」が世間の多くの人と違うのです。

認識の違い

常識とは「暗黙のうちに世間の人が了解していること」でしょう。これが「メタ表象」です。自閉スペクトラム症には「メタ表象機能障害」があります。

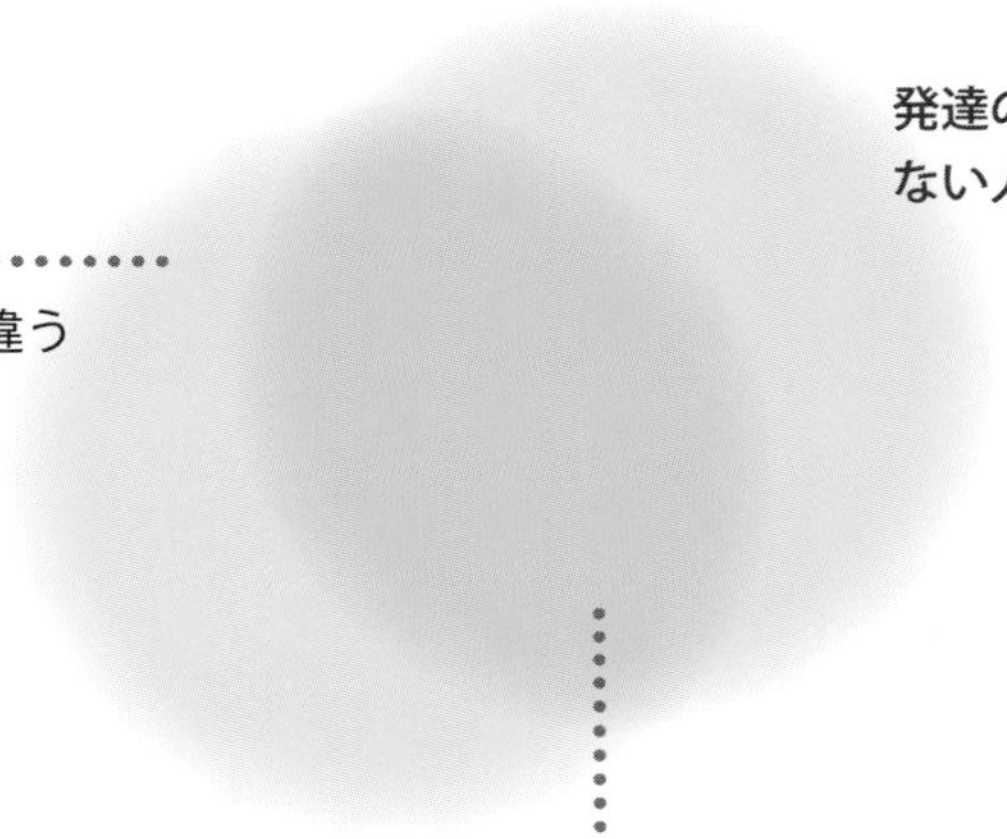
発達の偏りが
ない人どうし
表象は
人それぞれ違う
重なり部分があり、ここを「メタ表象」という。共通認識で、いちいち言わなくてもわかること、いわゆる「常識」

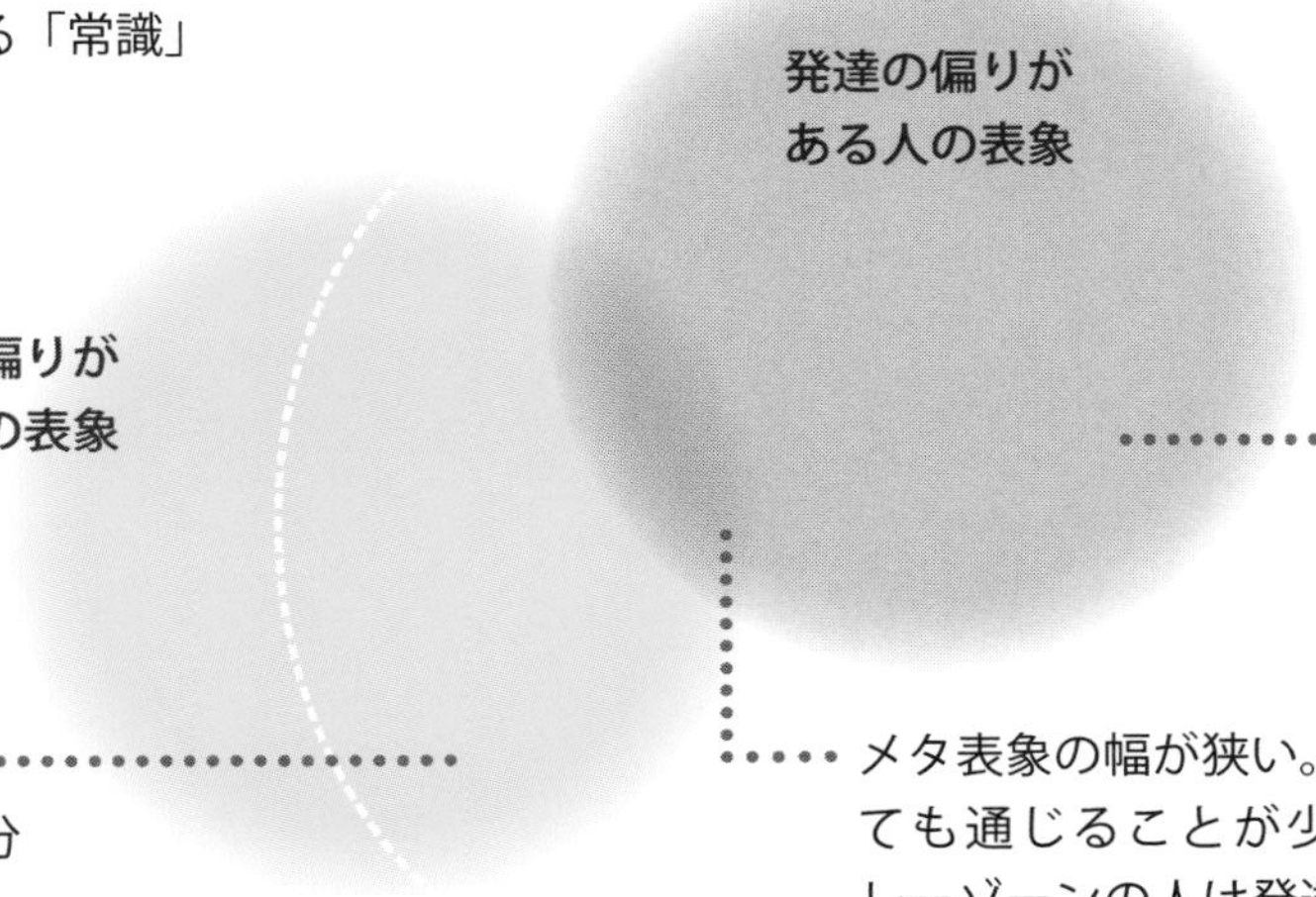
発達の偏りが
ある人の表象
発達の偏りが
ない人の表象
「世間に理解されない」と思ってしまう部分
「常識」だと思っている部分
メタ表象の幅が狭い。言わなくても通じることが少ない。グレーゾーンの人は発達障害の人より、この幅が広いといえる

自閉的な人の困難は疎外感に苦しむこと

自閉スペクトラム症とのグレーゾーンの人は、自閉的な行動や考え方をしがちです。そのため対人関係がうまくいかないのですが、自分の状況がわかるため、孤立感や疎外感に苦しみます。

陥りがちなパターン

自閉的特性がある人は、自分の特性に気づいても気づかなくても、対人関係において陥りがちなパターンがあるようです。

こうあるべきだというこだわり
興味をもつものの違い

特性に気づく場合

どうやら違うらしい

周囲の人に合わせようとする

疲れる
自分の言動をみながら広く注意を怠らないため、疲れる

特性に気づかない場合

周囲の人から反対される
周囲の人に理解されない

本人には理由がわからない

ネガティブな反応をしてしまう
怒ったり、落ち込んだりする

なに言ってるんだ！

バカにするな！

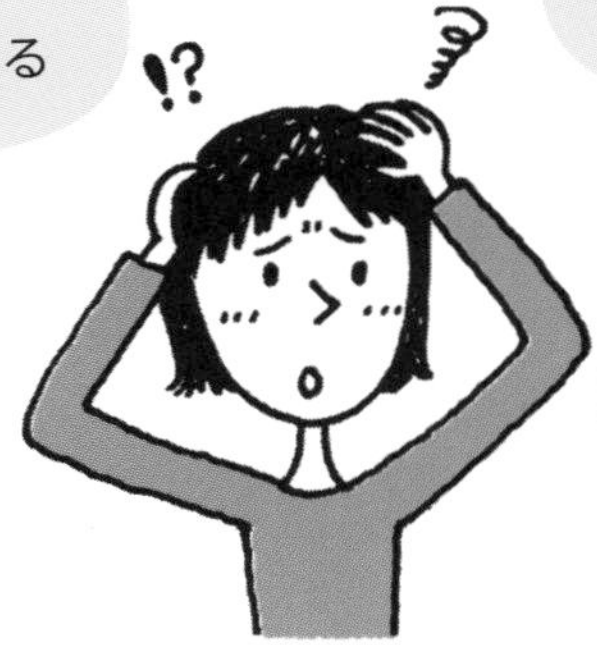

反対されるのは想定外で「えっ？」となる。わけがわからない

自閉的な人の特性

自閉的な人には、認識のしかたや行動に、下記のような特性があります。

- 仲間との関係をうまくつくれない
- 言葉以外の方法でのコミュニケーションがうまくできない
- 人の気持ちがよくわからないし、自分の気持ちも伝えられない
- ひとつのことだけ徹底的に調べたり追求したりする
- 興味や注意を向ける対象が限られ、それ以外のことには無頓着なので、知っていることと知らないことの差が大きい
- 知らないことが多く、知らないことに対処すべき状況に陥ると、ひどく焦ってかたまってしまう
- 特定の習慣やルールにこだわる

周囲とうまく適応できない

自閉的特性とは「自閉」ですから、自閉的特性が強いと、ひとりでいるほうが楽なので、対人関係がなくても気にしなくなります。

しかし、グレーゾーンの人は対人関係に悩みます。人とかかわることを求めるのですが、うまくつきあえません。そんな自分の状況がわかるので、孤立感や疎外感に苦しむのです。

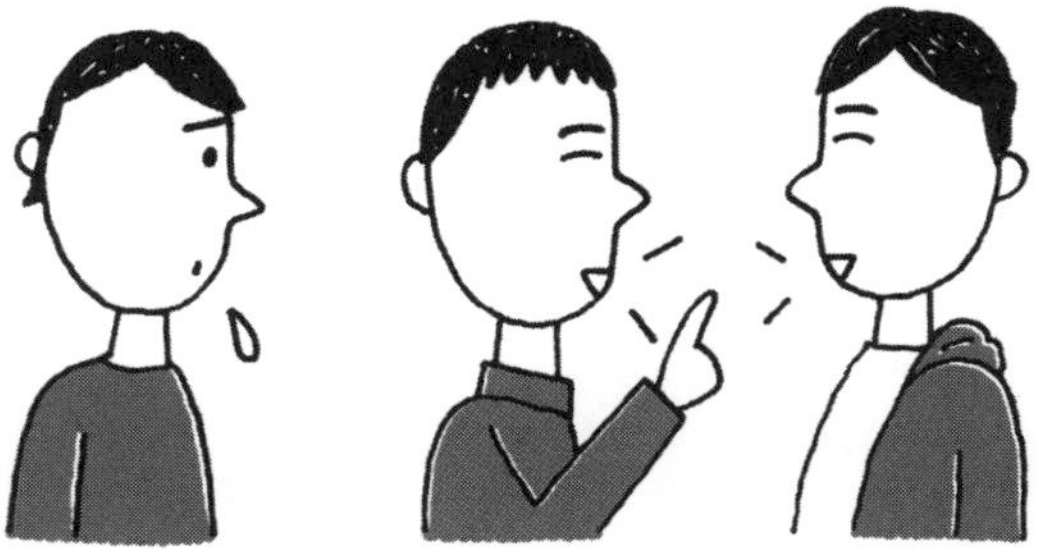

雑談に入りたいのだが、
興味や楽しみを感じる
ものが合わない

ADHD的な人は後悔することが多い

近年、発達障害の研究が進み、ＡＤＨＤは、不注意などの遂行機能障害のほか、遅延報酬、時間処理の障害があるといわれます。これらは、程度の差こそあれ、グレーゾーンの人にもみられます。

わかっているのにできない

自分が苦手なことがわかっていて、やらなくてはいけないこともわかっているのに、できません。あとになって後悔し、自分を責めることが多いのです。

不注意からミスをしたり、大事なものをなくしたりして進められない（遂行機能障害）

あとのことを考えず、目先の楽しそうなことにとびついてしまう（遅延報酬）

スケジュールや所要時間を考えて、順序どおりに処理していくことができない（時間処理の障害）

↓

困ったことに……

ミスが多すぎて、最初からやり直すことになった

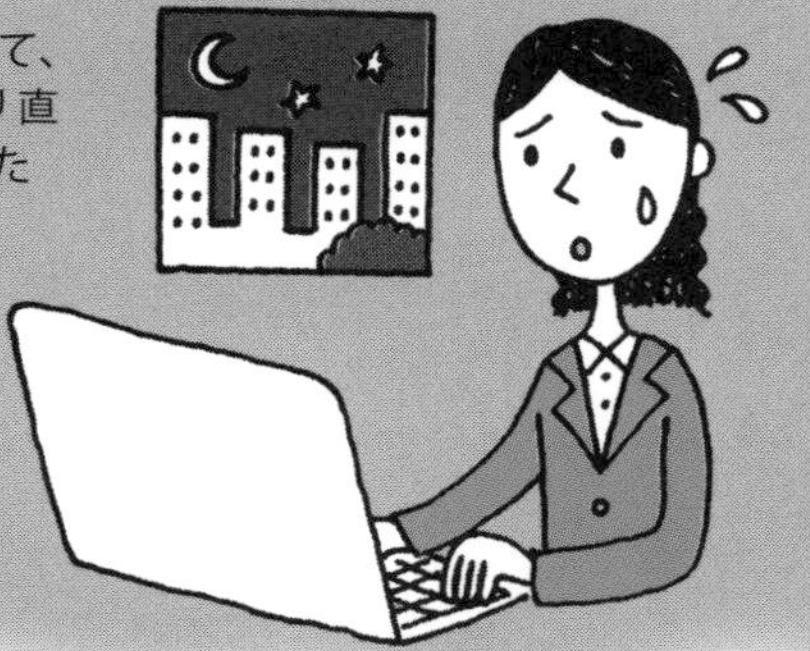

提出日が迫っているのに、まだ仕事が終わらない

↓

後悔ばかり。自分で自分がいやになる

なんで見直さなかったんだろう

さっさとやっておけばよかった

提出日って明日だったのか〜⁉

ＡＤＨＤ的な人の特性

ＡＤＨＤ的な人には、認識のしかたや行動に、下記のような特性があります。

- 気が散りやすく、注意を持続できない
- 直接話しかけられても、聞いていないことが多い
- 仕事や家事の段取りに手間取る
- 必要なものでもなくしてしまう。しょっちゅうもの探しをしている
- じっとしていなければいけない場面で、席を立ったりする
- しゃべりすぎてしまい、そのことがわかっても止められない
- 人の話を最後まで聞けない。質問が終わる前に、だしぬけに答える

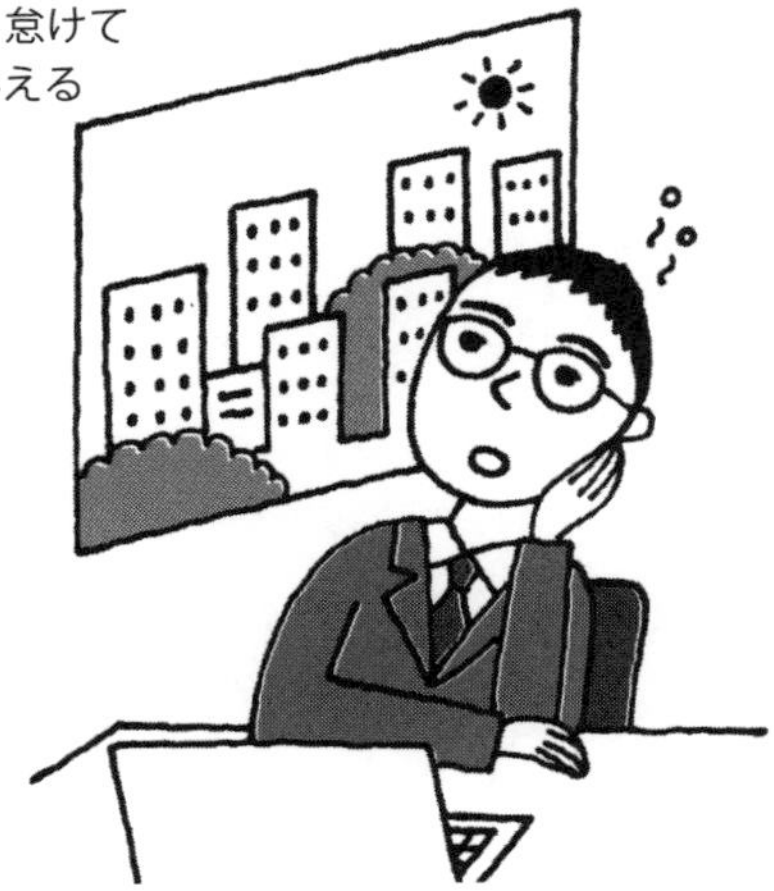

なにも考えていない瞬間があり、怠けているようにみえる

コントロールできずふりまわされている

ＡＤＨＤは不注意や衝動性のほか、興味のないことを始められない、先を見越して予定を立てることができないなどの特性があります。グレーゾーンの人にも同じような特性があり、本人も苦手なことやできないことがわかっています。しかし、抑制機能障害があるためコントロールができず、その状況にふりまわされています。

Q＆A

これはどういうこと？ どうすればいい？

**発達障害の分類が変わったこともあり、混乱している人もいるようです。
また、グレーゾーンは新しい概念で、よくわからないという人もいます。
これまで解説できなかった疑問をみていきましょう。**

グレーゾーンの人は増えていますか？

発達障害の人が増えているので、それに伴ってグレーゾーンの人も増えているはずです。

ただ、発達障害やグレーゾーンのような、発達に偏りをもつ人じたいの数は、それほど多くなっていないのではないかという主張もあります。

社会構造が複雑になり、発達に偏りをもつ人々が、適応できない場面が増加しているのではないかと推察されています。

発達症は発達障害とは別のもの？

同じものです。発達障害は神経発達症と名称が変えられました。今でも「発達障害」のほうが流布していますが、医師によっては、神経発達症、あるいは発達症といいます。

これは発達障害という言葉に抵抗をもつ人がいるためです。「障害」の文字には、本人自身が害だという印象があるというのです。そこで、「障がい」や「障碍」など、別の書き方をする場合もあります。

アスペルガー症候群はなくなったのですか？

アスペルガー症候群は自閉スペクトラム症に含まれることになりました。自閉スペクトラム症は、かつての分類でいうと広汎性発達障害とほぼ同じで、自閉症、高機能自閉症（非定型自閉症）、アスペルガー症候群が含まれます。

最近は、個々の診断名はなくなっています。

しかし、（過去に）アスペルガー症候群と診断された人はいるし、言葉として残っているので、混乱する人はいるでしょう。

2

発達障害の診断はどのようにおこなうか

内科や外科などの病気は、症状をみるとともに、
検査数値や検査画像をみて診断します。
しかし精神疾患では、検査数値や検査画像より、
問診を中心にして診断します。つまり、
本人の訴えが重要な診断材料になっています。

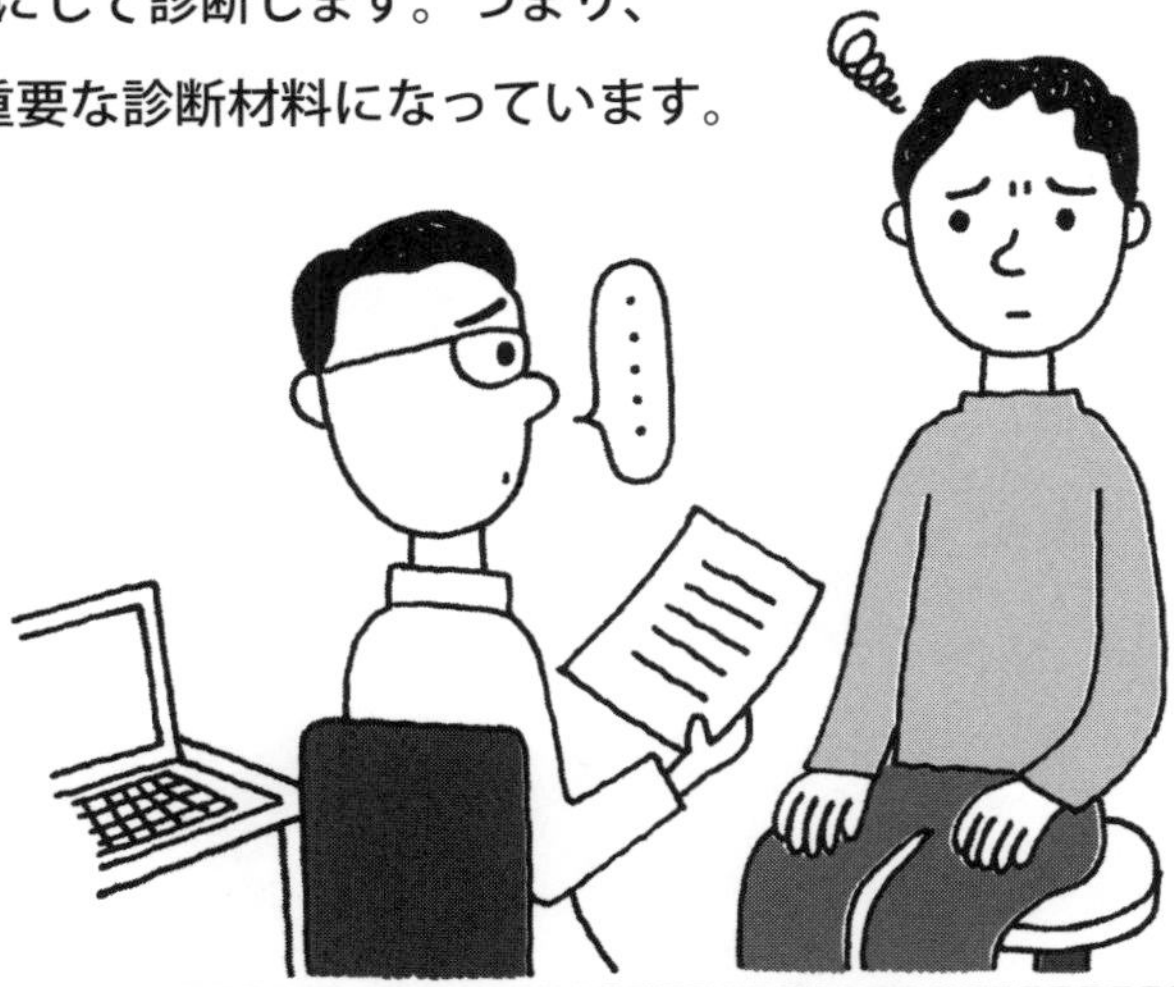

自分で発達障害ではないかと思う人が多い

ここ数年、精神科や心療内科などでは、「発達障害かもしれない」と受診してくる人がたいへん多くなっています。ネットやメディアの情報をみて、自分でそのように思って受診するようです。

受診の経緯

日ごろ対人関係などの悩みがあり、受診しようと思うまで、どのような経緯があるのでしょうか。

自分で見当をつける

ネットやメディアなどで、自分と同じ悩みや困難を抱えている人や事例をみつけます。そういった情報から、自分は発達障害だから、いろいろとうまくいかないのではないかと思います。

ネットの自己チェックには

ネット上には、発達障害の自己チェックといった情報もあります。チェックして、自分が発達障害に該当すると思う人も。ただし、ネットの情報は玉石混《ぎょくせきこん》淆《こう》なので、要注意です。

受診しようと思う

自分で受診しようと思う人は多いのですが、「発達障害かもしれない」という見当で、「自閉スペクトラム症かもしれない」などと言う人はそれほど多くないようです。

受診のきっかけ (%)

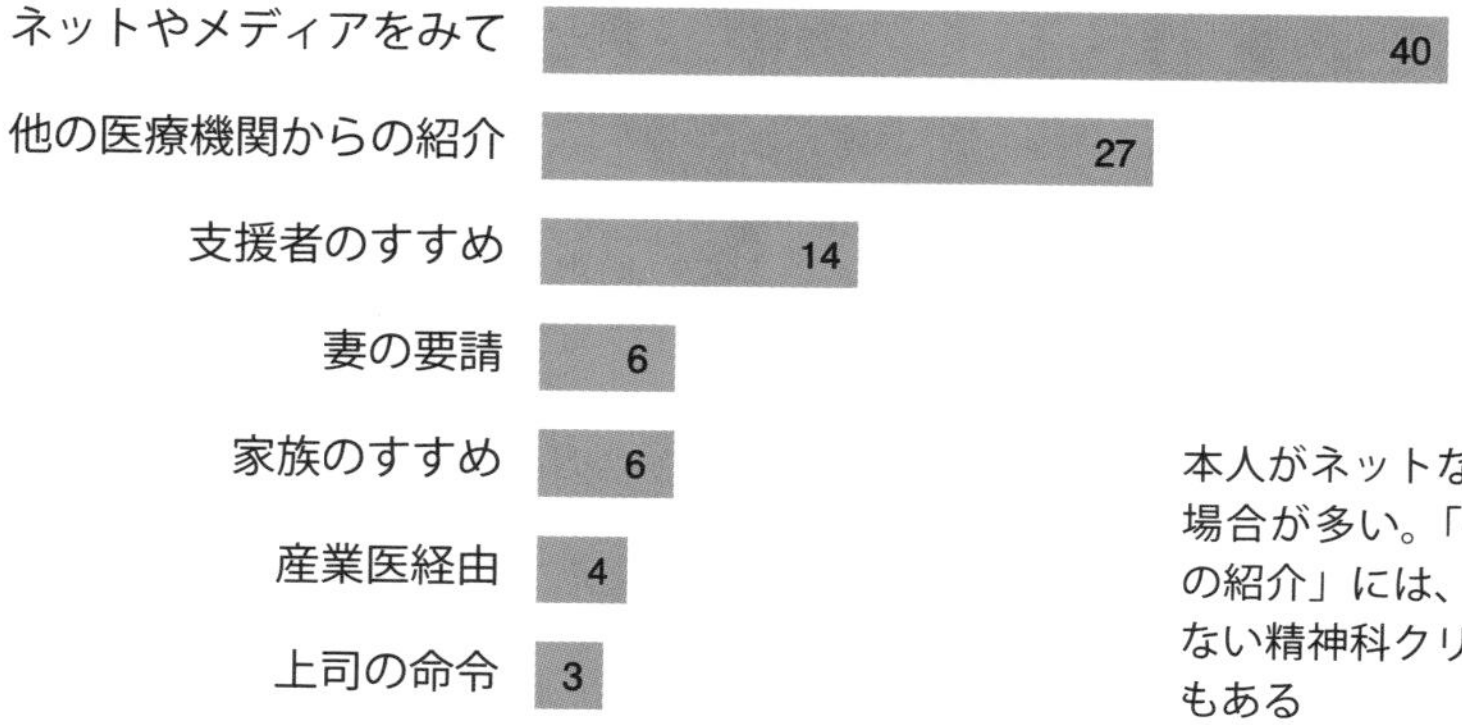
ネットやメディアをみて 40
他の医療機関からの紹介 27
支援者のすすめ 14
妻の要請 6
家族のすすめ 6
産業医経由 4
上司の命令 3

本人がネットなどをみて受診する場合が多い。「他の医療機関からの紹介」には、発達障害をみていない精神科クリニックからの紹介もある

グラフ２点とも。2015 年６月から 2016 年５月までの１年間 95 人。ランディック日本橋クリニック
P33 グラフは複数回答

ある程度の知識をもって受診する

精神科では、発達障害ではないかと受診する人が非常に増えています。受診する人の悩みは、主に対人関係がつくれないというもの。なぜかと考えるうち、ネットやメディアなどで発達障害をみつけ、該当しそうだと思うのです。

改善策を求め、受診するのですが、その段階で、発達障害に関する知識をある程度もっている人が多いようです。

発達障害の専門医はいない

内科では、例えば呼吸器専門医などがいますが、精神科では発達障害の専門医はいません。発達障害の学会はありますが、認定医や専門医制度はまだありません＊。ただ、発達障害を専門にみるクリニックはできてきました。

＊2020年7月現在

困難を訴える

受診する人の悩みはじつにさまざまですが、トップは対人関係です。発達障害やグレーゾーンのように、発達に偏《かたよ》りがあると、対人関係をつくることが困難で、いじめやハラスメントを受けやすい傾向があります。

主な訴え（人）

訴え	人数
対人関係がうまくつくれない	22
衝動を抑えることができない	21
仕事などを計画どおり遂行することができない	18
注意を持続できない	16
他人がなにを思っているかがわからない	15
人と意思の疎通ができない	15
こだわりが強い	12
ものごとを覚えておけない	11
不安や焦燥感が強い	9
気分が変動しやすい	9
気が散りやすい	5

このほか、作業が遅い、眠れない、不器用など、複数の困難を訴える人は多い。「会社の人とうまくつきあえないせいか、仕事が長続きしない」といった言い方になることも

職場で同僚を怒らせることがあった。理由がわからないまま関係が悪化している

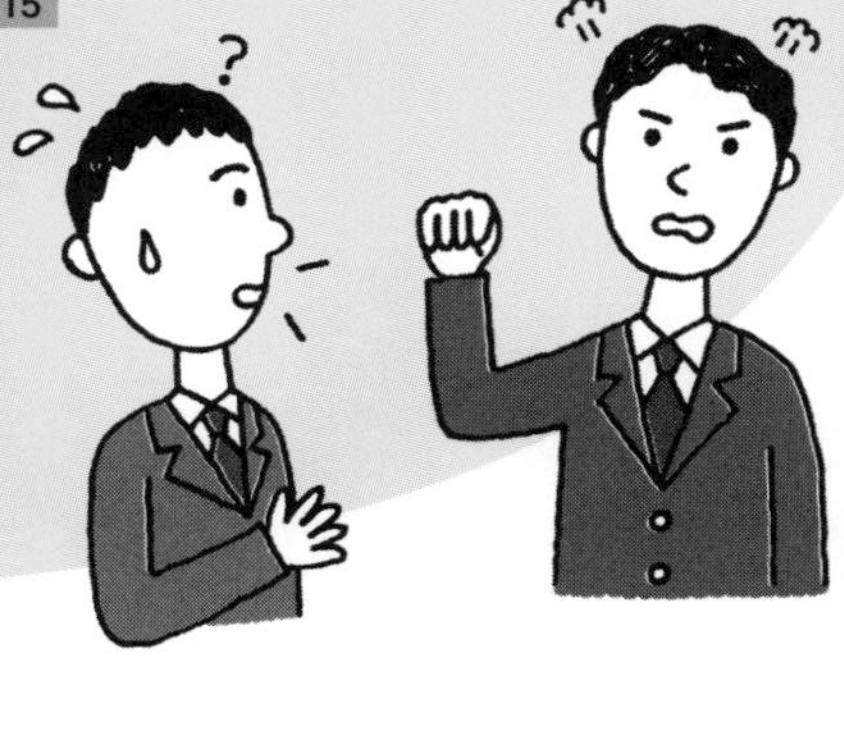

問診と診断基準から診断するのが一般的

発達障害だけでなく、精神疾患は、循環器疾患などのように、数値で判断できるものではありません。ですから、診察では問診をていねいにおこないます。

診断に至るまで

　問診や検査をおこない、診断基準にそって診断していきます。特に発達生育歴（子どものころからどのように発達してきたか）は重要なので、細かく聞きます。診断はすぐにできるものではなく、時間がかかります。

問診

　現在、困っていることや、幼少期の様子を聞きます。「こういうことがありましたか？」といったように、時系列的にずっと聞いていきます。本人の話、家族からの話、成績表など第三者の評価などを参考にします。問診は複数回おこなうこともあります。

検査

　診断基準には検査の必要性は明記されていませんが、ほとんどの精神科では心理検査をおこないます。ただ、画像検査をおこなうことはあまりありません。

診断基準 ICD－10

『国際疾病分類』。WHO（世界保健機関）がつくった

こちらを使用する医療機関が多い

診断基準 DSM－5

『精神疾患の診断・統計マニュアル』。アメリカ精神医学会がつくった。精神疾患の分類、診断基準などが記載されている。スペクトラム（連続体）ととらえる精神疾患があり、自閉スペクトラム症もそのひとつ

診断

診断基準に照らし合わせ、いくつあてはまるかをみて診断する。半構造化面接*による発達生育歴の聴取がもっとも重要

＊あらかじめ質問を用意しておくが、相手に合わせて順番や内容などを柔軟に変えながら面接する方法

実際の診断例

複数の発達障害が併存していることや、発達障害かどうかはっきりわからないことがあるので、発達障害の診断はひじょうに難しいものです。発達障害かもしれないと受診してきた人の診断例を下記に示します。

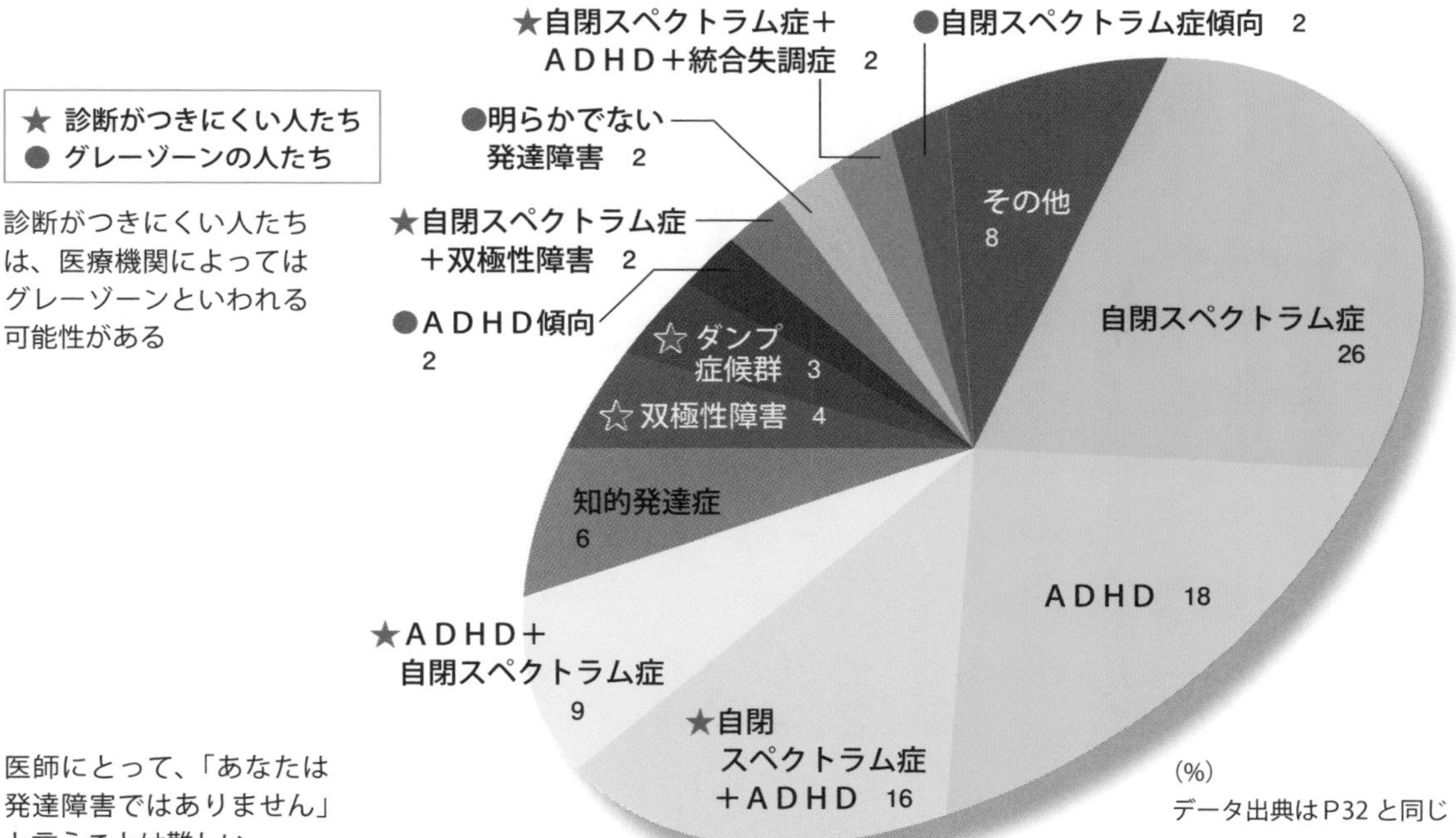
★ 診断がつきにくい人たち
● グレーゾーンの人たち
診断がつきにくい人たちは、医療機関によってはグレーゾーンといわれる可能性がある
★自閉スペクトラム症＋ＡＤＨＤ＋統合失調症 2
●自閉スペクトラム症傾向 2
●明らかでない発達障害 2
★自閉スペクトラム症＋双極性障害 2
●ＡＤＨＤ傾向 2
☆ダンプ症候群 3
☆双極性障害 4
その他 8
自閉スペクトラム症 26
知的発達症 6
ＡＤＨＤ 18
★ＡＤＨＤ＋自閉スペクトラム症 9
★自閉スペクトラム症＋ＡＤＨＤ 16
(%)
データ出典はP32と同じ

医師にとって、「あなたは発達障害ではありません」と言うことは難しい

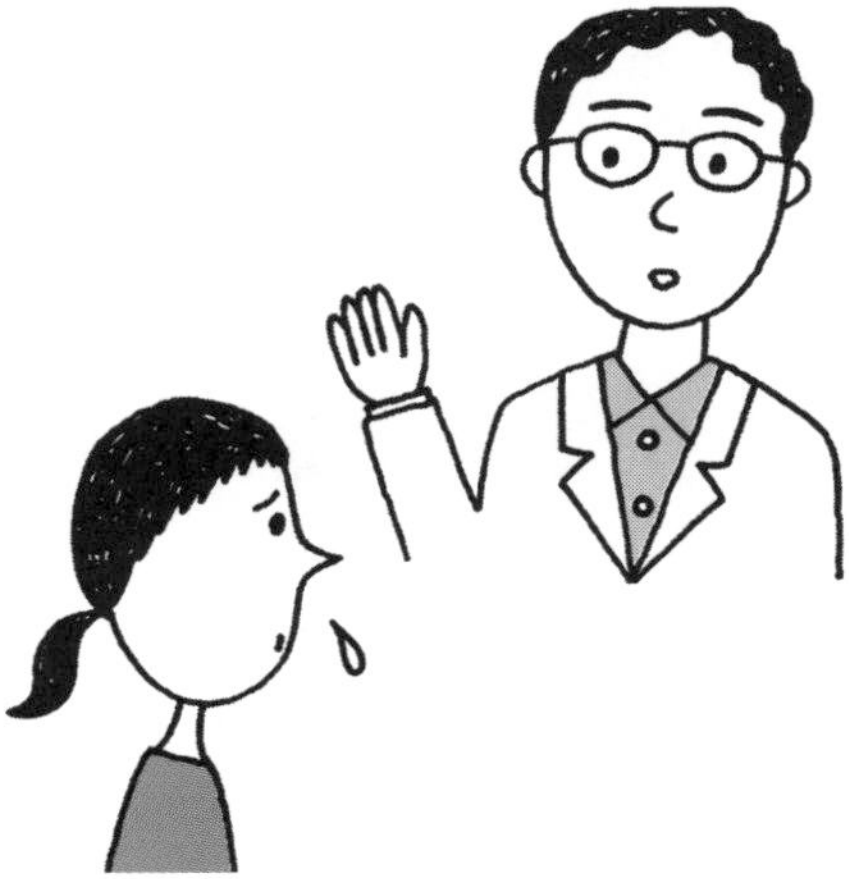

診断はなかなかつきにくい

発達障害ではないかと受診してきた人へは心理検査などをおこないますが、問診が中心です。どのようなことに困難があるか、それは幼少期からあったか、といったことを聞いていきます。

明らかに発達障害だとわかる人はいます。しかし、診断がつきにくい人も多いです。なんらかの困難を抱えて受診してきた人に対して、発達障害でないと証明するのは、非常に難しいことです。

じつは問診があまりアテにならない

精神疾患は症状を診断基準にあてはめて診断します。発達障害の場合、症状とは問診で本人が訴えることで、客観的な数値などはありません。症状だけで診断基準から診断するのは、限界があります。

医師も患者も納得したい

精神疾患では、症状を基準にあてはめて診断します。ですから、発達障害の診断に限らず、精神疾患はおしなべて診断が難しいのです。

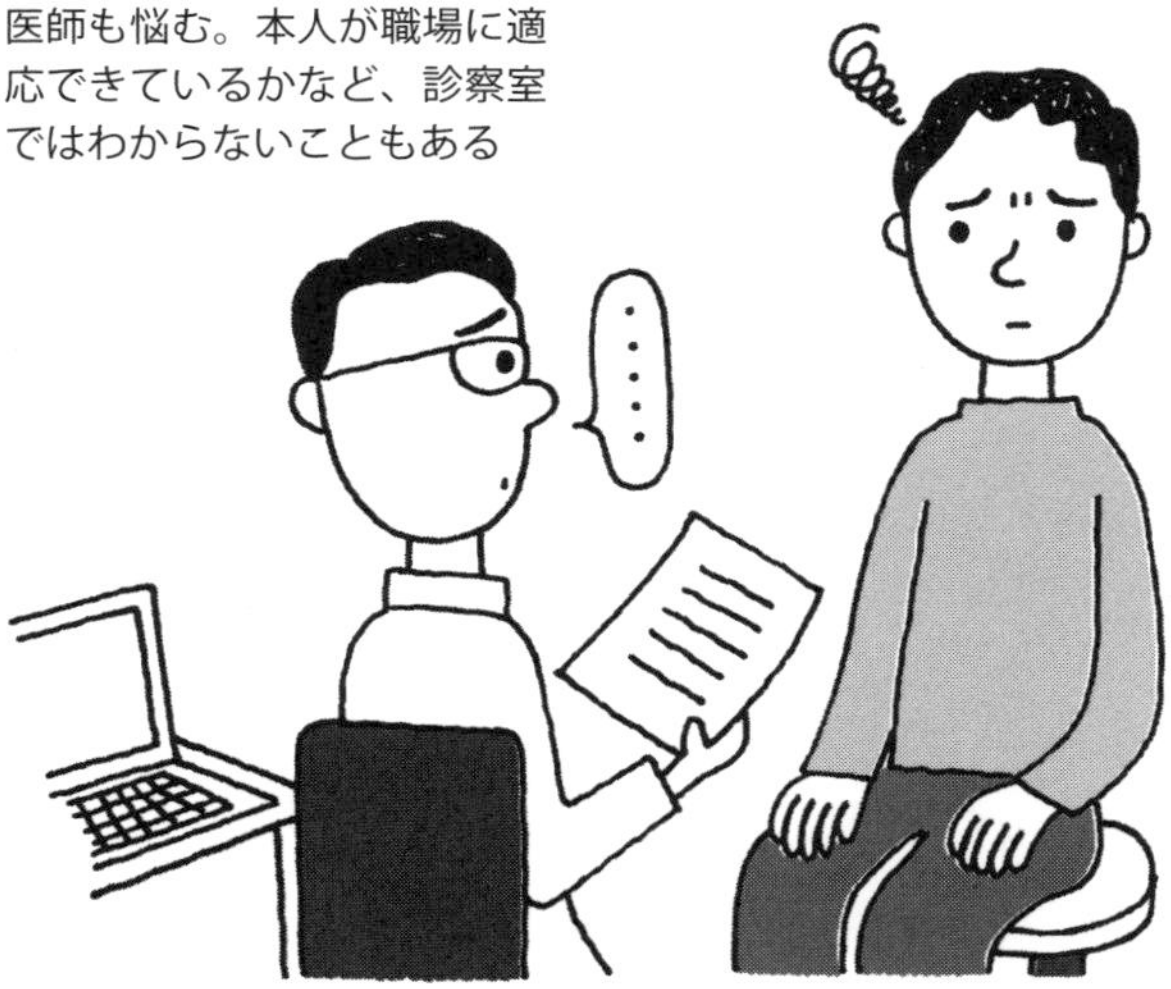

診断に納得してもらえないと、医師も悩む。本人が職場に適応できているかなど、診察室ではわからないこともある

診断に納得できない

患者が診断に納得できないこともあります。グレーゾーンの場合、納得できない人は多いようです。

納得できる診断をしたい

精神疾患は症状をみて診断するのが最良の方法とされています。しかし、大人の発達障害の場合、症状とは、本人が問診の際に訴える内容が、判断材料のほとんど全部です。

症状とは問診から得られる情報

精神疾患は症状から診断されます。例えば「不安」がある人が、不安症なのに、失敗を恐れる不安とみなされＡＤＨＤと診断されることも。しかも大人の発達障害の場合、症状とは本人への問診からしか得られない情報なのです。

情報が少ない

発達障害の診断では問診が中心ですが、問診で得られるのは本人からの情報だけ。発達障害は幼少期からあるものなので、大人の発達障害の場合、子どものころの様子がわからないことは、診断するうえで大きなネックです。

わかること

本人の困難

現在なにに困っているかが、わかります。診察室で話す様子や、表情、声の調子なども判断材料になります。

発達生育歴の一部

母子手帳では、出生体重のほか、言語、運動、興味や注意、感覚などの発達がわかります。通知表では成績と所見欄をみることができます。幼児期の連絡帳があれば、ふだんの様子がわかることがあります。

わからないこと

客観的な情報

思い込みから、偏った見方をして困難を訴えていることがあります。また、自分で発達障害だろうと思っていて、診断してほしいためか、発達障害に該当しそうな情報だけ話す人もいます。

子どものころの様子

体重や成績など数字に現れない、子どものころの、ふだんの様子がわかりません。子どものころの自分をほとんど覚えていない人も。また、うそを言っているわけではないのですが、記憶が上書きされて、作り話になっていることもあります。

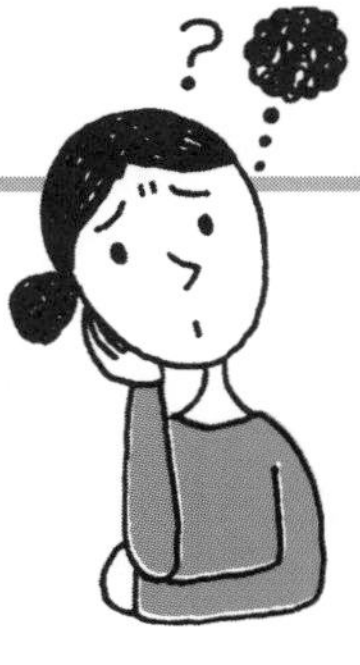

自分の感情をうまくつかめないためか、「そのときどう感じましたか」という問いに答えられない人もいる

母子手帳、通知表、連絡帳から、人に対する興味が希薄だったか、興味や注意が偏っていなかったかなどが、ある程度わかる

知能検査などの記入的・作業的な検査方法

発達障害を診断する際に、知能検査などをおこなうところが増えてきました。検査紙に記入したり、カードを使ったりするもので、そのいくつかは「心理検査」とよばれることがあります。

主な心理検査

発達障害の診断で使われる主な検査です。これらのほとんどは発達障害向けにつくられた検査ではありませんが、発達の凸凹や特性のヒントをみることができます。いずれも医療機関でおこなうもので、個人で購入して判断することはできません。

WAIS《ウェイス》……知能検査

ウエクスラー知能検査

大人用と子ども用があります。大人用では、記号、単語、図版、数字などを扱って、言語性ＩＱ、動作性ＩＱ、全検査ＩＱの３種類のＩＱと、言語理解、作動記憶、知覚統合、処理速度などを点数化します。

点数の高低をみるのではなく、差の大きさをみます。発達の凸凹があるかがわかります。差がなくて全体的に低ければ、知的発達症の可能性があります。

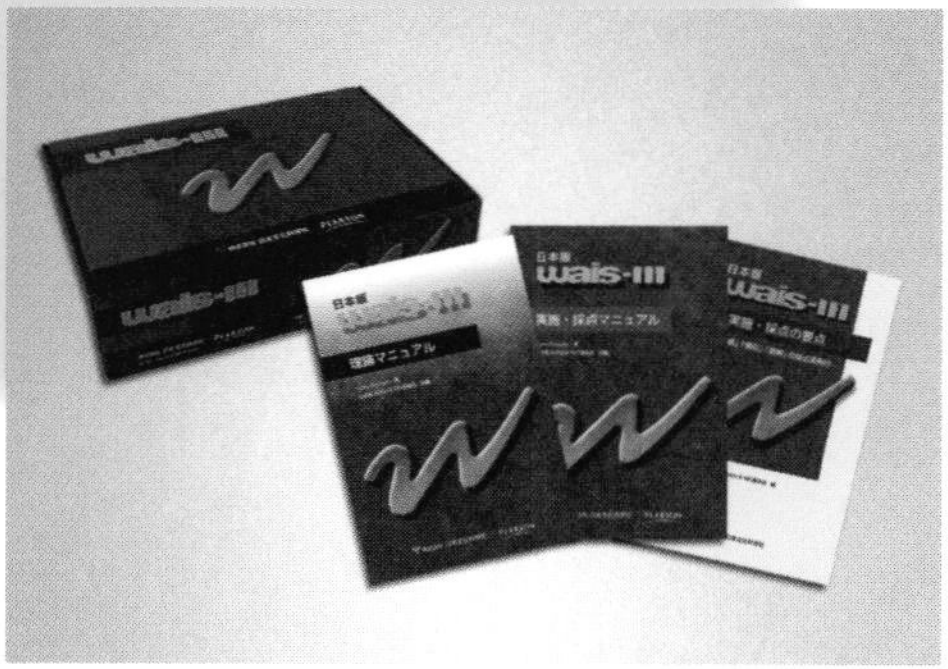

大人用のＷＡＩＳ－Ⅲ
（日本文化科学社）

子どもには

ＷＩＳＣ《ウィスク》（ウエクスラー知能検査）、Ｋ－ＡＢＣ（個別式心理教育アセスメントバッテリー）、田中ビネー知能検査などがあります。ＩＱ、認知処理能力、基礎学力をみます。

職業スキル検査

ＡＡＰＥＰ（青年期・成人期自閉症教育診断検査）

自閉スペクトラム症の青年向け。就労に向けての移行プログラムを個別に作成するための検査です。

心理検査をおこなうようになった

発達障害の診断には発達生育歴が重要ですが、その情報が十分に得られない場合があります。また納得できる診断には、より多くの客観的なデータが必要です。そこで精神科では、心理検査をおこなうようになってきました。

WCST… 遂行機能をみる

ウィスコンシン・カード・ソーティング・テスト（前頭葉認知度試験ソフト）

前頭葉は遂行機能とかかわっている部位だと考えられています。カードを使って、間違いなく作業を続けられるかをみます。その結果、遂行機能障害があるか、あるとすれば、不注意、衝動制御、注意の切り替えが困難のいずれの理由によるのかの見当がつきます。

遂行機能障害はＡＤＨＤの特性ですが、切り替えの困難はこだわりにも関連しているので、自閉スペクトラム症の診断にも役立ちます。

WMS－R… 記憶力をみる

ウエクスラー記憶検査

さまざまな記憶のしかたをみるテストです。発達障害、認知症、高次脳機能障害の診断に役立ちます。

文字、図形、文章などをみたり聞いたりして、どのくらい記憶しているかをテストして点数化します。短期記憶（ワーキングメモリ）、長期記憶、言語性記憶、非言語性記憶などの記憶と、注意／集中力がわかります。

ウエクスラー記憶検査（日本文化科学社）

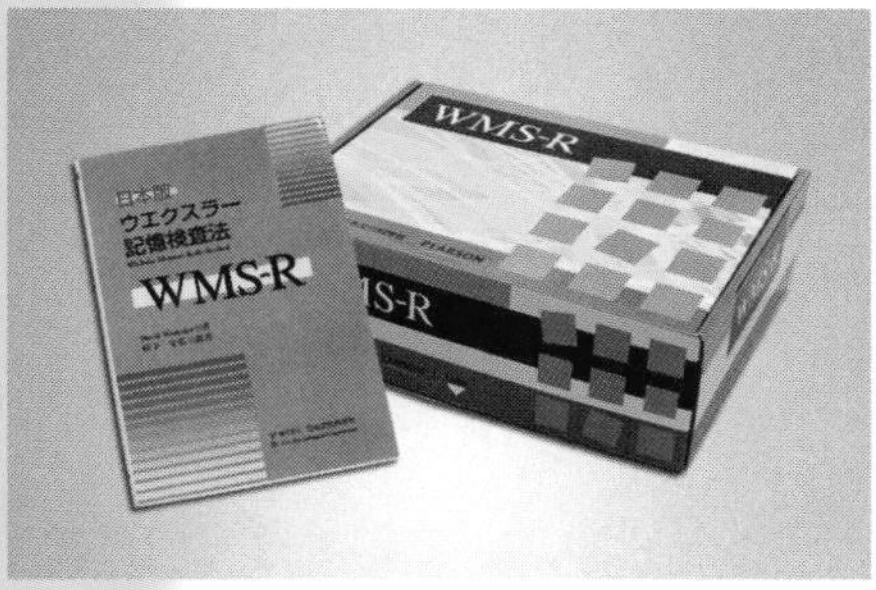

MSPA… 特性をみる

発達障害の要支援度評価尺度

通称エムスパ。心理検査ではありません。発達障害の特性の程度と、どのくらいの支援が必要かをみる尺度です。京都大学の船曳康子教授を中心に開発されました。

コミュニケーション、こだわり、不注意などの特性の程度を５段階で評価し、レーダーチャートで可視化します。

レーダーチャート

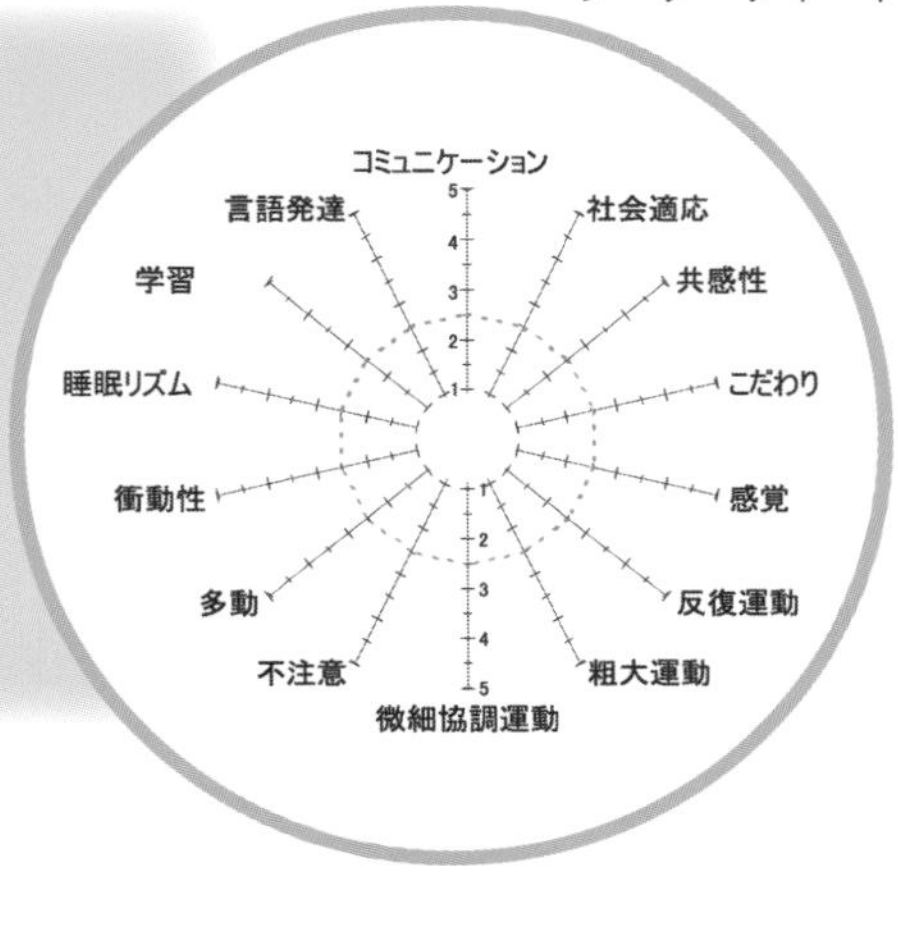

MRIなどの脳の画像をみる検査方法

グレーゾーンの人は、診断に懐疑的になることがあります。もっと明確に判断できるのではないかと考え、画像検査に期待することも。発達障害の診断に、MRIなどの画像検査は役立つのでしょうか。

脳の病気をみつけるために

問診して診断基準にあてはめる診断法には限界があります。より客観的な判断基準はないかと考える精神科医もいて、発達障害の診断にMRIなどの画像検査をおこなうことがあります。

脳の画像検査は発達障害の診断を決定するものではなく、参考にするためのものです。髄膜腫《ずいまくしゅ》のために発達障害のような症状が出ている例も報告されています。こうした、発達障害以外の脳の病気をみつけることも必要なのです。

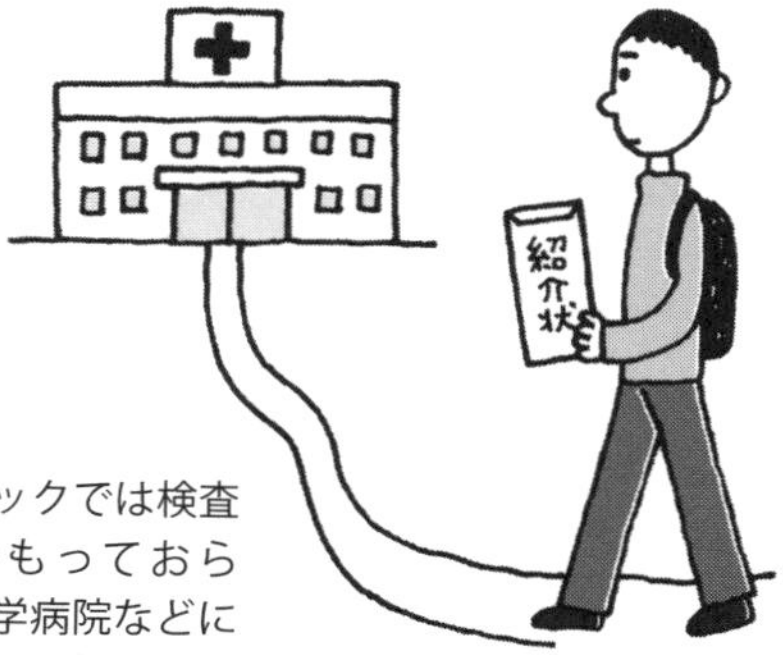

クリニックでは検査機器をもっておらず、大学病院などに紹介されて検査を受けられることもある

主な画像検査

発達障害は脳の機能になんらかの原因があるとわかってきたので、発達障害の診断に参考にすることもあります。ただ、ほとんどの精神科では発達障害の診断のための画像検査はおこなっていません。

脳波検査

発達障害特有の脳波のかたちは認められていませんが、前頭葉に活動の亢進と低下が周期的に現れる「ゆらぎ」がみられます。脳が活動しすぎて動かなくなっている状態で、活動が不安定であることを推察させます。こうした異常な脳波やてんかんの脳波が発現することがあります（→P43）。

DTI（拡散テンソル画像）

脳内の神経線維がどのように存在しているかをみる検査です。脳血管障害、脳外傷など脳の疾患のほか、自閉スペクトラム症でも変化がみられるといわれますが、まだ研究段階です。

このほか、CT、PET検査がおこなわれることもある

MRI

脳のかたち、大きさをみて、脳腫瘍など脳の病気を発見することが第一の目的です。また、発達障害では、脳のかたちや大きさに注目する箇所があります（→P43）。脳の活動部位もわかるfMRI（ファンクショナルMRI）の使用は、まだ研究段階です。

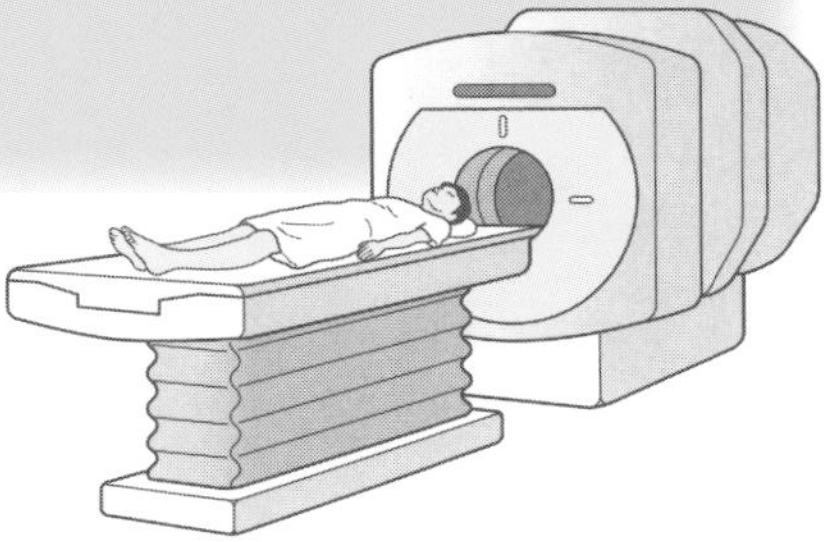

NIRS
（光トポグラフィ）

近赤外光をあてて、脳の血流量から脳の機能や活動状態をみる検査です。うつ病の診断の参考に医療機関で用いられることがあります。発達障害の診断に使えるかどうかは研究段階ですが、おこなっている医療機関もあります。

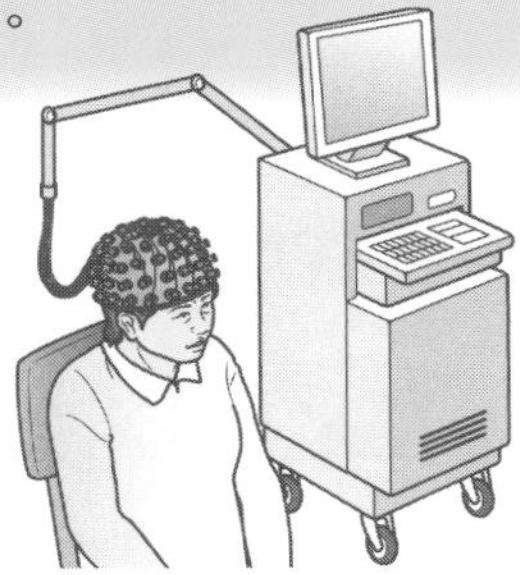

SPECT
（脳シンチグラフィ）

脳の活動が低下しているところは、脳の血流の分布が乏しいことがあります。発達障害の診断の参考として、この両者が一致するかどうかをみるために、ＭＲＩとセットでおこなうことがあります。ただ、それぞれを別の医療機関で受けることもあります。

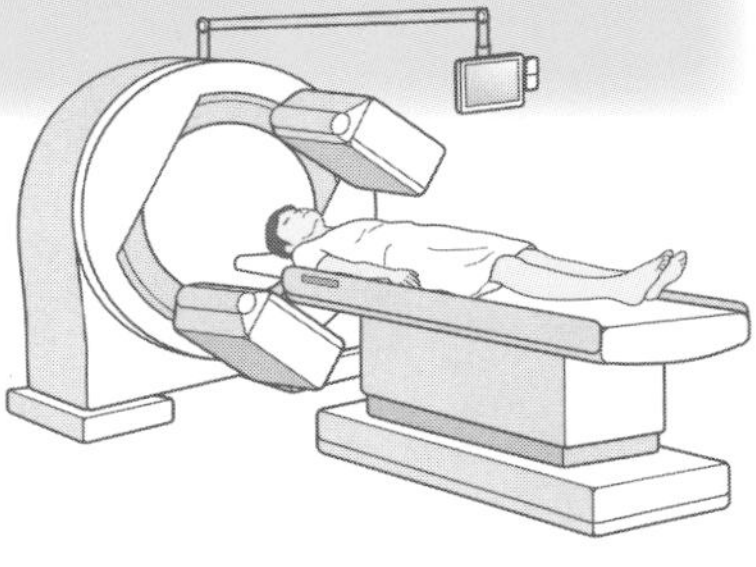

脳シンチグラフィの画像（シンチグラム）例。脳の血流の分布をみることができる

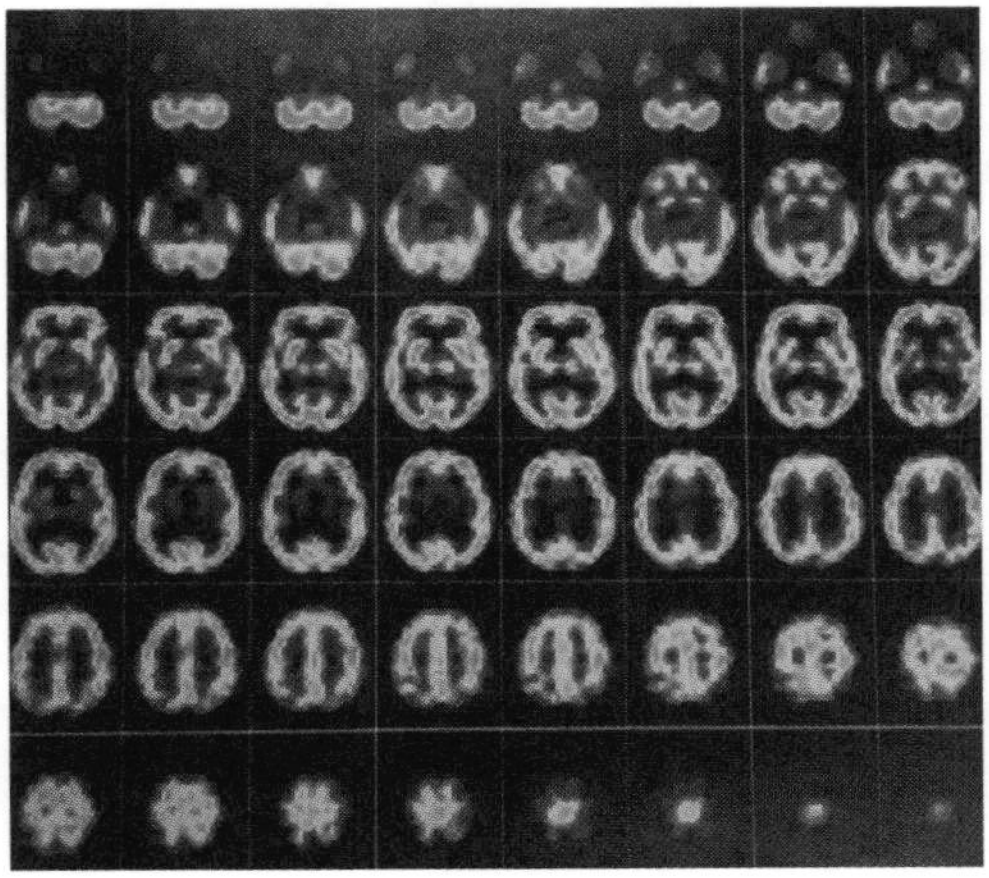

脳の領域どうしの連絡が原因といわれる

発達障害では、脳の活動性にブレーキがかかりづらいという共通の特性があります。また、遂行機能障害や記憶の偏りなども。脳になんらかの原因があるといわれ、研究が進められています。

挙げられている原因を考察する

発達障害の原因として、脳の機能のほか、いくつも挙げられています。そのほとんどが研究途上の仮説です。

遺伝

一卵性双生児の研究などから、遺伝性が原因として存在することは否定できません。しかし生来、発達の偏りをもっていても、適応が悪くなる人ばかりではありません。特性が出現しないので、発達障害とはいえない人もいます。

遺伝ではありませんが､低出生体重（2500g未満）が原因のひとつとする説もあります。

ストレス

発達障害の原因ではありません。グレーゾーンの場合には関係していることもあります。ストレス反応は弱いところに出るので、精神的な脆弱性があると、就労が継続できなくなったりします。

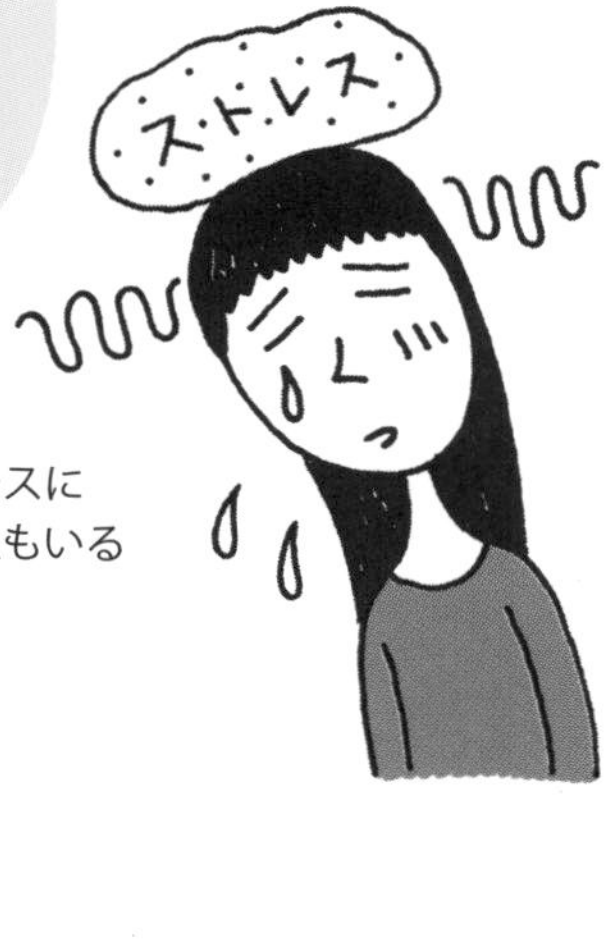

ストレスに弱い人もいる

感染症

大人になってから発達障害が発症するのは、脳になんらかの感染が生じ、炎症を起こしたためという報告があります。感染が原因で生ずる発達障害もあると考えられますが、あくまでも原因の一部です。

脳

脳の領域間の連絡がうまくいっていないことが原因だという説が有力です。ｆＭＲＩやＤＴＩで大脳皮質には厚みが薄い領域が確認できます。そこは機能が不十分で、連絡がうまくとれないと考えられます。ただ、薄いことが確認できても発達障害と診断できるわけではありません。また、グレーゾーンの人の脳にも同じような変化がみられます。

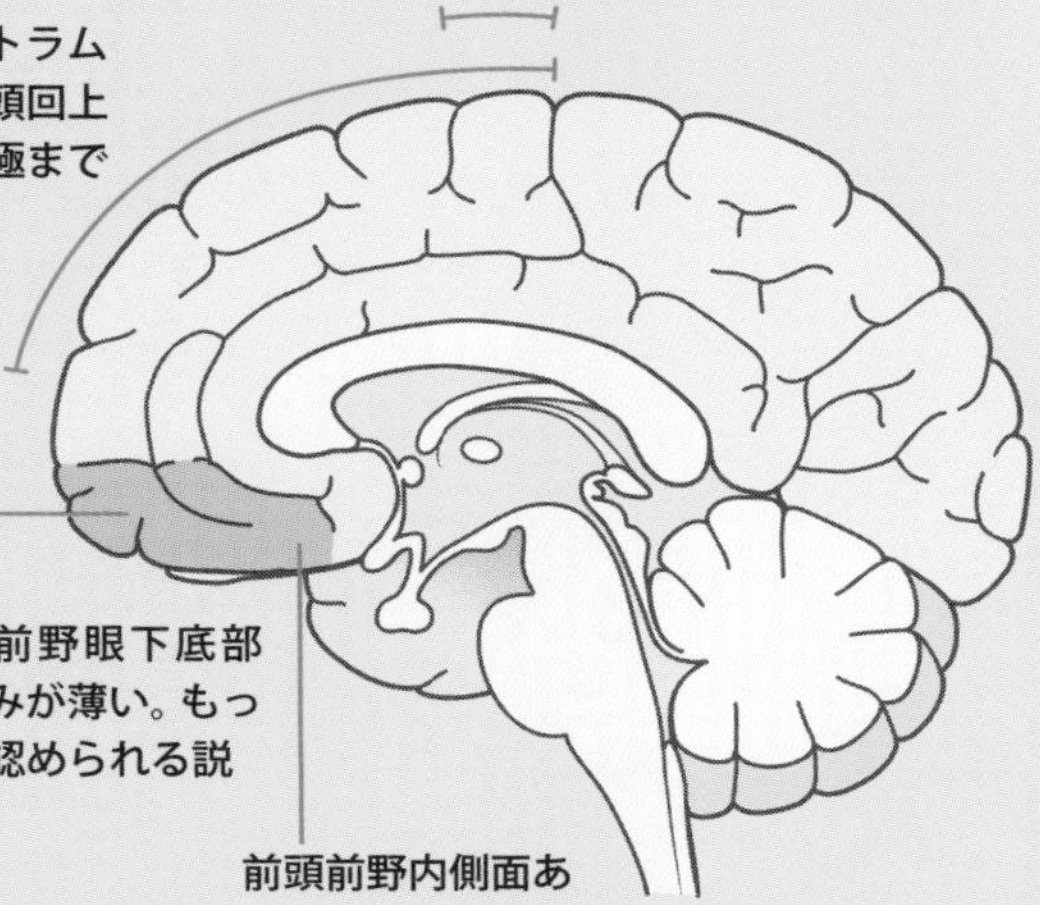
ＡＤＨＤは自閉的特性をもたない自閉スペクトラム症のひとつという説もある
ＡＤＨＤでは上前頭回上部だけ、厚みが薄い
自閉スペクトラム症では上前頭回上部から前頭極までが薄い
前頭前野眼下底部の厚みが薄い。もっとも認められる説
前頭前野内側面あたりの厚みが薄い

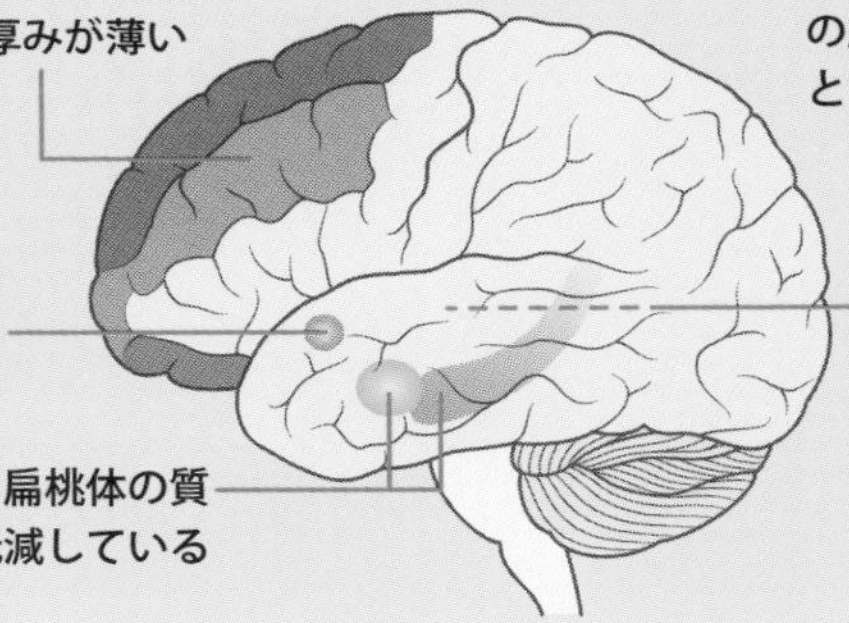
自閉スペクトラム症では中前頭回も厚みが薄い
側坐核の機能低下の説がある
海馬、扁桃体の質量が低減している
大脳基底核や大脳辺縁系の活動性が高まっている

脳の病気の症状と似たところがある

発達障害の原因は、ごく最近までわかっていませんでしたが、脳が注目されるようになりました。発達障害の特性が、脳の病気や外傷がある患者の症状と似ていることに気づいたからです。

研究が進み、発達障害があると、脳の機能に偏りがあること、脳のかたちや機能に特徴があることなどが、徐々にわかってきました。

てんかんを発症していることが多い

脳波の検査をすると、発達障害者全体の三〇～四〇％がてんかんや脳波異常を合併しています。

てんかんには数種類あり、会話中にぼんやりするような発作は気づかれにくいものです。

てんかんや脳波異常が確認されたら、抗てんかん薬の使用を検討します。

Q & A

これはどういうこと？ どうすればいい？

発達障害の診断には、グレーゾーンの多くの人が疑問をもつようです。精神疾患の診断法や、発達障害の原因について、研究が進められています。

結局、診断は医師の気分しだいですか？

そう思われても無理はありませんが、気分だけで診断することはありません。医師との相性もあるでしょう。

心理社会的な問題を考えて問診を重視する医師もいます。受診する人には、それが医師の気分にみえるのかもしれません。

希望したら画像検査を受けられますか？

難しいです。多くの画像検査はまだ研究段階です。受診している医師が画像検査の必要性を認めていないこともおおいにあります。

もし医師に頼んで検査をしている病院を紹介してもらえても、保険がきかず自費ですから数十万円かかります。

少ないですが、画像検査を紹介してくれる精神科病院やクリニックはあります。そこを通じて検査を受けられることはあります。

どちらの場合も、診断結果が出るまで四カ月以上かかります。

大人になってから発達障害になることは？

大人になってから発達障害になることはないといわれていましたが、感染症が原因と考えられる自閉スペクトラム症が報告されたこともあり、大人になってからの発症はないとはいいきれません。

しかし、一般的には幼少期から発達の偏りが存在していて、それが大人になってからみつかったと考えるほうが妥当です。幼少期には、周囲の人がフォローしていたため、困ったことがなかったものの、大人になってから、大学や職場で、さまざまな不適応が困難となって現れたのです。

3

グレーゾーンに関連する病気を治療する

グレーゾーンだから治療法はないと思っていないでしょうか。
生きづらさがほかの精神疾患からきているのなら、
治療をすれば改善するかもしれません。
たとえグレーゾーンでも、
医療機関ができることはあります。

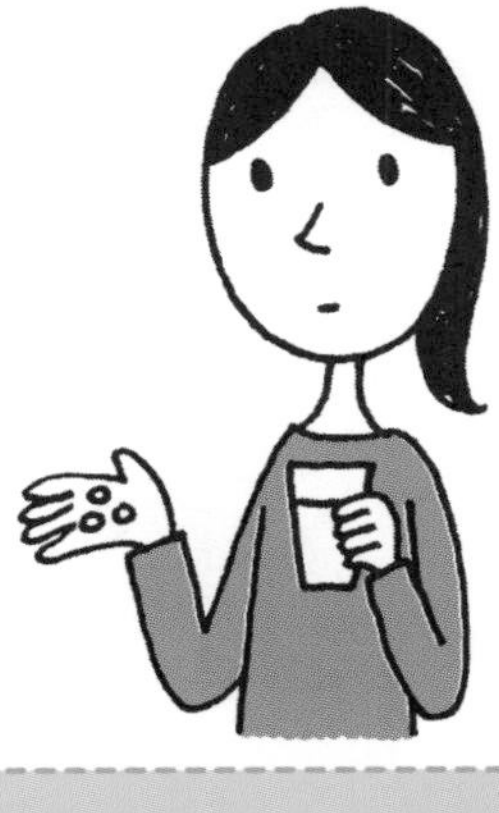

発達障害に症状が似ている精神疾患

発達障害の特性の現れ方と、症状が似ている精神疾患があり、見分けるのは非常に困難です。
また、あらゆる精神疾患のベースに発達障害があるという観点が必要だという精神科医もいます。

発達障害がベースに

ほとんどの精神疾患は不適応がベースにあるため、発達の偏《かたよ》りという観点で考察することが必要です。細かく問診をすることで、発達障害やグレーゾーンがみえてくることがあります。

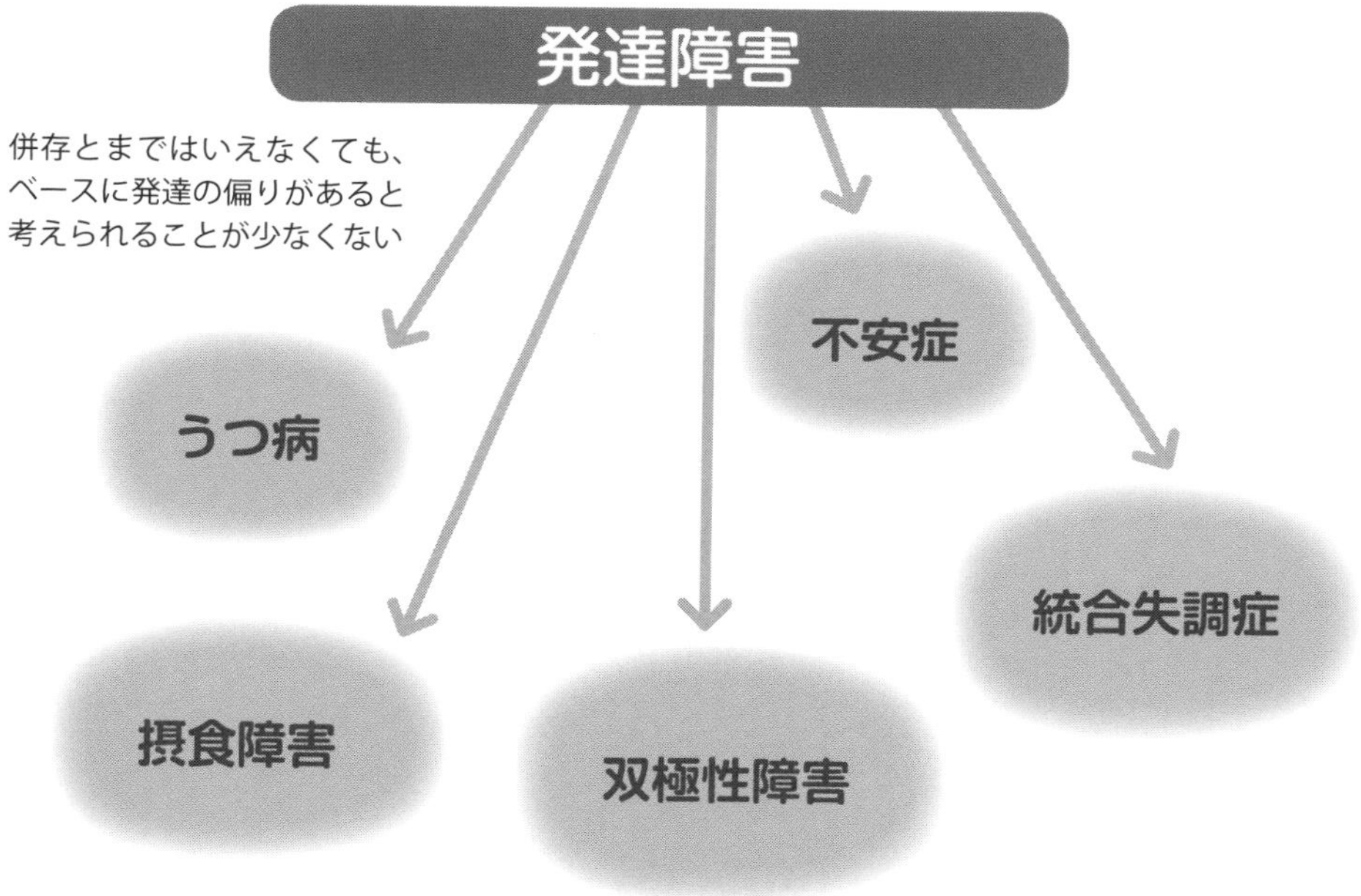

発達障害
併存とまではいえなくても、ベースに発達の偏りがあると考えられることが少なくない
不安症
うつ病
統合失調症
摂食障害
双極性障害

じつはグレーゾーンということはないか

うつ病、統合失調症など、さまざまな精神疾患がありますが、それらの症状には、発達障害の特性の現れ方とよく似たものがあります。精神科では、障害や病気の診断をする際、発達障害と見分けなくてはいけません。

むしろ、あらゆる精神疾患は発達障害がベースにあるといえそうです。

これは発達障害の二次障害（↓P52）という意味ではありません。ほとんどの精神疾患は、社会や日常に不適応を呈しているのであり、それは発達障害やグレーゾーンによる不適応を念頭に置いてみる必要があるということです。

間違いやすい精神疾患

もともと精神疾患の診断というものは、本人が訴える症状から考察するので、境界線はあいまいで、重なるところが多いのです。そのため、精神疾患のなかには発達障害と間違いやすいものがあります。

双極性障害

発達障害と双極性障害は間違われることがたいへん多いです。躁の状態はＡＤＨＤの衝動性や多動とまぎらわしいのです。抑うつ状態も似ていることがあります。また、併存することもあり、なおいっそう診断は難しくなります。

うつ病

発達障害のストレス反応や疲弊状態と抑うつ状態が似ています。本当にうつ病なら、薬物療法で改善しますが、発達障害ならもとの原因に対応しないと改善しません。また、発達障害の二次障害としてうつ病になることはあります。

パーソナリティ障害

発達の偏りとパーソナリティの問題はリンクしているといわれます。パーソナリティ障害を発達の偏りで解釈すれば、だいたいのパーソナリティ障害は説明がつくという医師もいます。同じものを違う側面からみているのでしょう。

統合失調症

発達障害では典型的な幻覚や妄想はないのですが、統合失調症もスペクトラムの考え方になっていて、典型的な症状がみられないタイプもあり、鑑別は難しいです。また、統合失調症と発達障害が併存することもあります。

遺伝子に共通するところがある

発達障害も統合失調症も遺伝子が発症に関与しています。近年、遺伝子の研究者から、統合失調症と発達障害は共通する遺伝子が多いと報告もありました。遺伝子で共通する部分があるけれど、症状として現れるメカニズムが違うだけではないかといいます。

また、双極性障害とも遺伝子の一部が共通しているという研究もあります。この三つの鑑別が難しいのは、遺伝子の研究からみても、うなずけます。

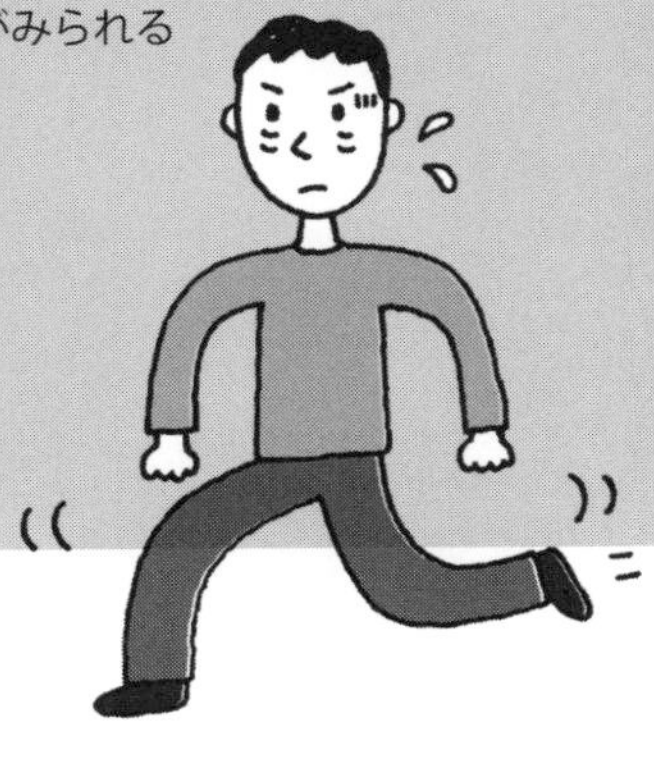

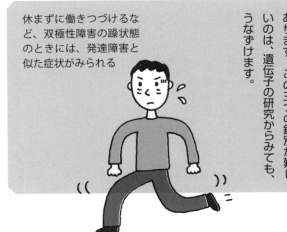

休まずに働きつづけるなど、双極性障害の躁状態のときには、発達障害と似た症状がみられる

環境や経験からも発達障害のような状態に

精神疾患のほかにも、発達障害のような「状態」になっている人がいます。精神疾患ではないので「症状」とはいえないのですが、診断の際には、その原因も見極める必要があります。

過去の経験

幼少期に、家族が機能不全に陥っていた場合、大人になっても影響が残っていることがあります。家族の機能不全は、反応性愛着障害や精神的な不安定さの原因になりえます。

家族の機能不全

- 家庭内に対立、不法行為、虐待、ＤＶがある
- アルコール依存など、なんらかの理由で、親に子どもを養育する力がない

→ **子どもの心が健康に育たない**

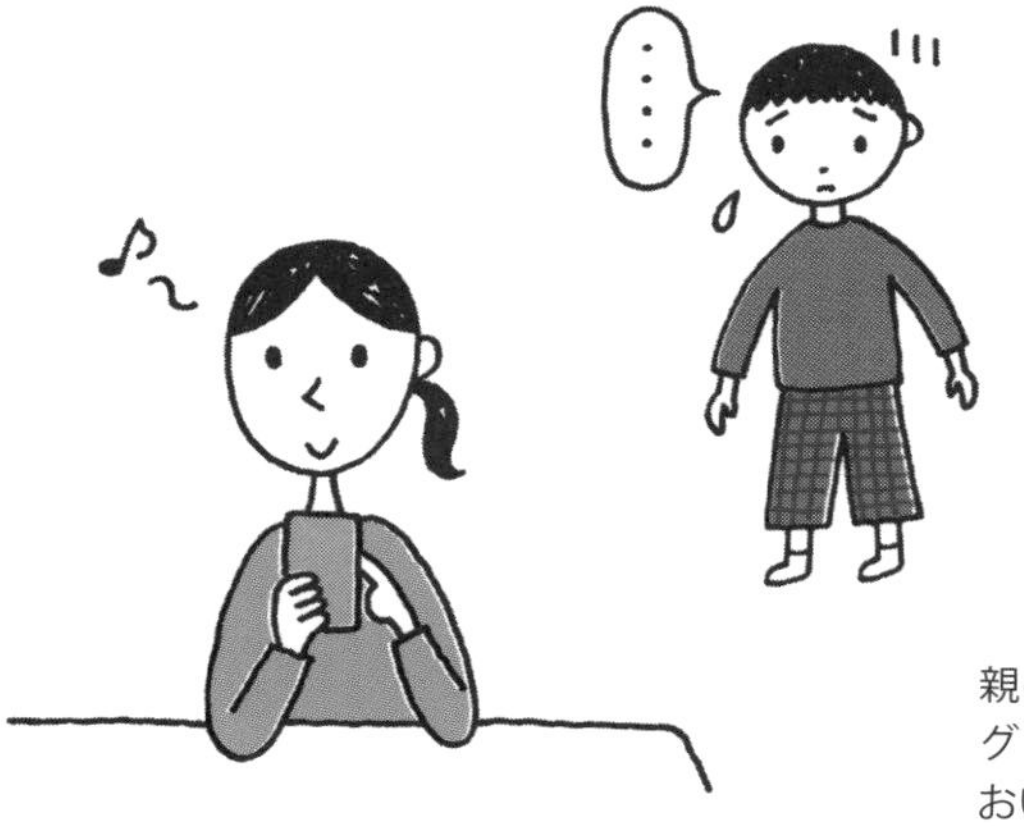

親のスマホ依存は育児放棄（ネグレクト）になりうる。近年おおいに憂慮されている

睡眠不足でも似た状態に

生活リズムが乱れて睡眠不足になっていることがあります。睡眠不足になると、不注意やイライラ、衝動的な言動、感覚過敏など、ＡＤＨＤのような現れ方をします。

生活リズムを整え、しっかり睡眠をとると、こうした状態が改善することがあります。

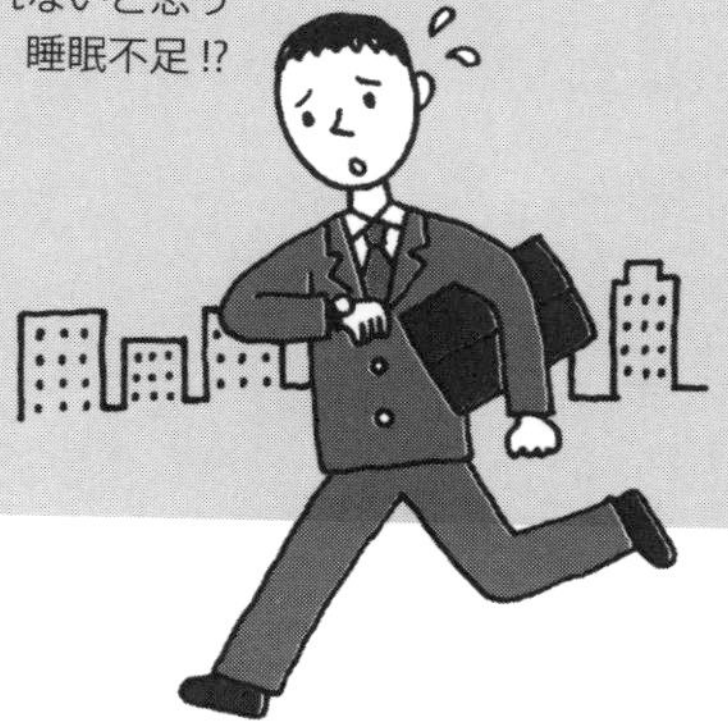

ＡＤＨＤは時間の観念が弱く、遅刻しがち。遅刻ばかりする自分はＡＤＨＤかもしれないと思うが、睡眠不足⁉

心理社会的な問題で現れる反応

発達障害とはいえない場合、心理社会的な問題の影響を見極めます。過去の経験や現在おかれている環境への「反応」が、「症状」のような現れ方をするからです。

その場合、カウンセリングにつなげることを考慮します。

反応性愛着障害

家族の機能不全により養育者との間に精神的な絆がもてず、人への興味や信頼感が育ちません。コミュニケーションがとれないため、自閉スペクトラム症の特性にみえることもあります。

発達に偏りが生じる

精神的に不安定

家族の機能不全はアダルトチルドレンの原因になるといわれます。もともとアダルトチルドレンとは、アルコール依存の親のもとで育った子どもをいいましたが、今は意味が広がり、精神的な不安定さに悩む人をいうこともあります。

発達障害やグレーゾーンにみえる「状態」を現すことがある

環境への反応

大人になると、進学や就職、結婚などで環境が変わります。環境の変化がストレスになり、ストレス反応として、さまざまな現れ方をします。これらは適応障害（→ P50）の症状とみなすこともできます。

イライラ

ＡＤＨＤの衝動性にみえることがあります。貧乏ゆすりなどの動作に現れる場合は、多動にみえることもあります。

不安

不安や心配から、何度も確認してしまうなど、自閉スペクトラム症のこだわりにみえることがあります。

疎外感

対人関係がうまくいかず疎外感を感じるというのは、自閉スペクトラム症の特性にみえることがあります。

グレーゾーンは適応障害を必ず発症する

発達障害とは、発達にかかわる偏りがあって環境に適応できないため、困難が生じている人たちです。
その適応できない部分にどの程度の支援が必要かで、発達障害の重症度が決まります。

適応障害とは

明らかなストレスがあり、そのストレスのために、さまざまな症状を呈するもの。ストレスが発生してから３ヵ月以内に症状が現れ、日常生活に支障をきたしている場合に、適応障害と診断されます。

就労　進学　結婚　など

ストレスになる

↓

精神症状や言動の変化となって現れる

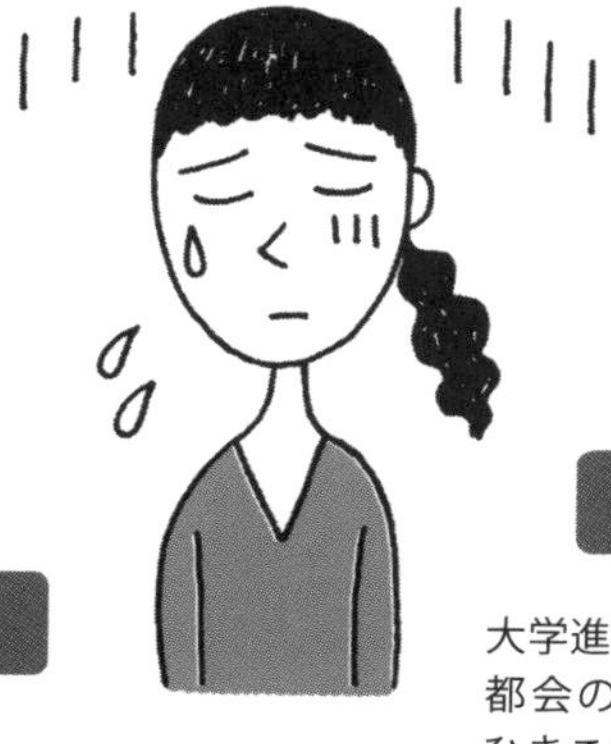

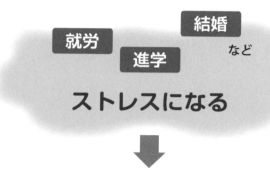

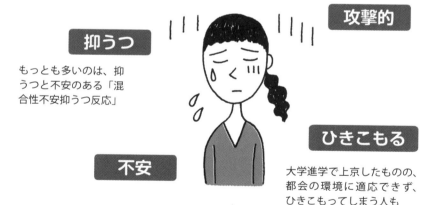

抑うつ

もっとも多いのは、抑うつと不安のある「混合性不安抑うつ反応」

攻撃的

ひきこもる

大学進学で上京したものの、都会の環境に適応できず、ひきこもってしまう人も

不安

ストレスがなくなれば改善するのも、適応障害の特徴

適応障害を必発

　グレーゾーンは適応障害を必ず発症しています。ですから、グレーゾーンとはなにかを定義するには、２つの条件があるといえます。

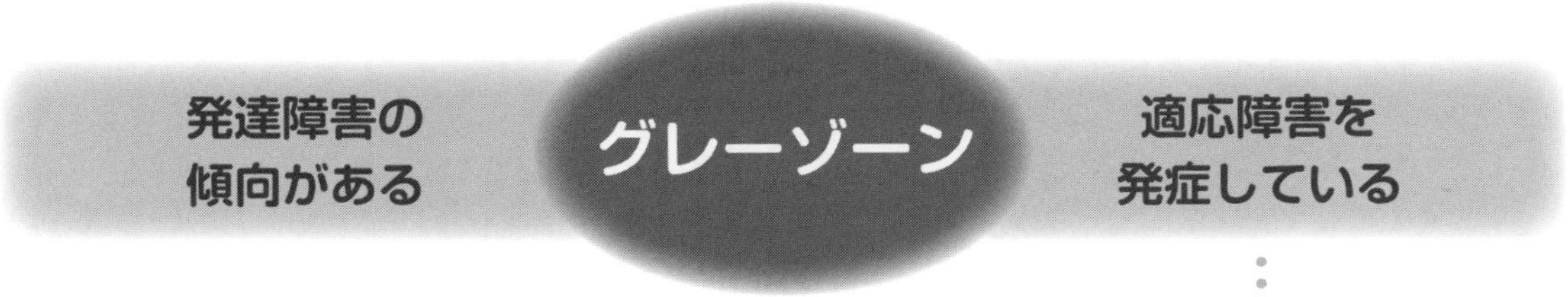
発達障害の傾向がある
グレーゾーン
適応障害を発症している

大人になってから

　明らかな発達障害の場合、あらゆる環境に不適応を起こすので、幼少期にわかります。

　グレーゾーンの場合、大学進学や就労の際に適応障害を発症し、自分は発達障害ではないかと受診します。そのため、グレーゾーンは大人になってから、わかることが多いのです。

発達障害に適応障害は併存

　適応障害は、なんらかのストレスがあって環境に適応できず、不安や抑うつなどの症状を呈している場合に診断されます。

　発達障害には適応障害が必ず併存します。もし発達障害があっても環境に適応できているなら、医療機関を受診しないでしょうし、発達障害と診断されることもないでしょう。むしろ、適応障害の原因のひとつが発達障害とさえ、いえるほどです。

グレーゾーンにも適応障害は併存

　グレーゾーンも同様に適応障害は必ず併存しています。

　自分がグレーゾーンだと認識するのは、進学や就職など環境の変化があり、なにか適応できない困難なことがあるからです。グレーゾーンこそ、「適応障害必発」といえるのです。

ケース

四〇代でグレーゾーンに

　昇進してから、自閉的な特性があるグレーゾーンだとわかった人がいます。以前は言われたことをやっていればすんだけれど、上の立場になったら、自分でやることをみつけないといけないし、部下が管理できないと悩んでいます。

グレーゾーンでも二次障害が起こりうる

二次障害とは、発達障害を一次障害として、二次的に発症する精神疾患のことをいいます。うつ病、不安症などが起こってきますが、グレーゾーンでも、こうした二次障害を発症することがあります。

二次障害に至る

二次障害として、うつ病や不安症を発症することが多いといわれています。グレーゾーンでは、クローズ就労（→P68）している人が多いため、周囲の理解が得られないことが大きく影響しているようです。

グレーゾーン

クローズ就労している人が多くいます。あるいは、就労するまで、自分に発達障害の傾向があると気づいていないことも少なくありません。

うまくいかない

人間関係や仕事の進め方にさまざまな困難が起こります。これまで経験したことのない困難さに、落ち込んだり、戸惑ったり。心が折れていきます。

能力にばらつきがある

周囲の人が驚くぐらいできないことがある一方、そこまでやらなくてもいいのにと思われるほど徹底的にやったり、難なくできたりすることもあります。能力にばらつきがあり、できることとできないことの差が大きいのです。

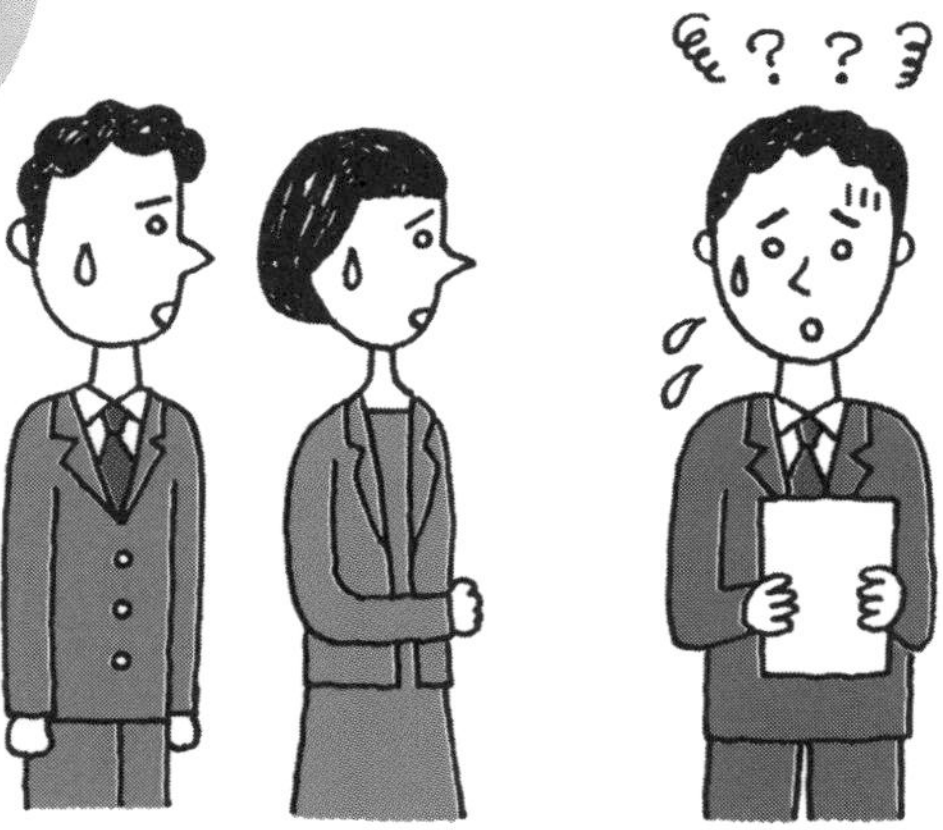

まわりの人からみると、「なぜ、こんなことができないんだろう」と驚かれることもある

グレーゾーンに精神疾患を併存

発達障害は二次障害を発症することが少なくありませんが、グレーゾーンのほうが多いかもしれません。自分の失敗や立場、周囲の目などを客観的にとらえることができるため、落ち込みや不安をより強く感じてしまうのです。

不安になる

不安症

失敗や叱責におびえ、周囲から拒絶され、自分のやることに、常に不安がつきまといます。社交不安症、全般不安症などを発症します。

ストレス発散

依存症

ストレスをアルコールやギャンブル、買い物、ネットゲームなどで発散しようとします。そのように現実逃避するうちに、なくてはいられない状態になってしまいます。

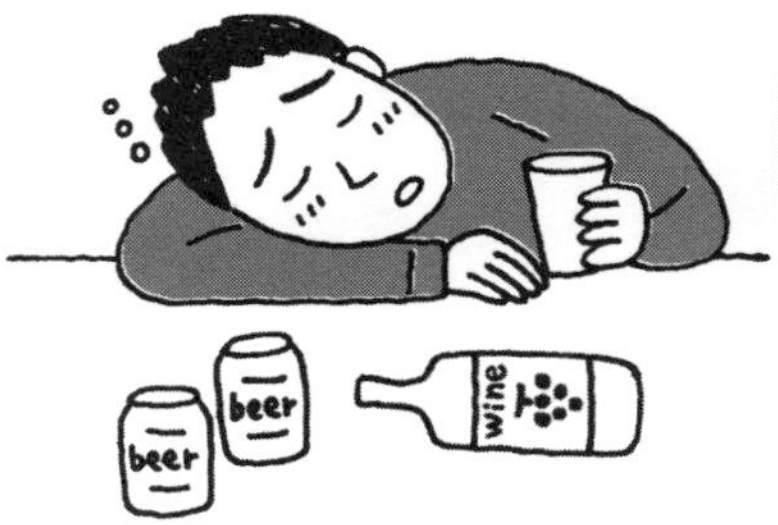

昼間から酒を飲むのがやめられない。生活が破綻する

落ち込む

うつ病

まじめに取り組んでも達成できないので、敗北感は大きいのです。そういったことが度重なり、自責の念が強くなるうちに、うつ病を発症します。適応障害からうつ病への移行もあります。

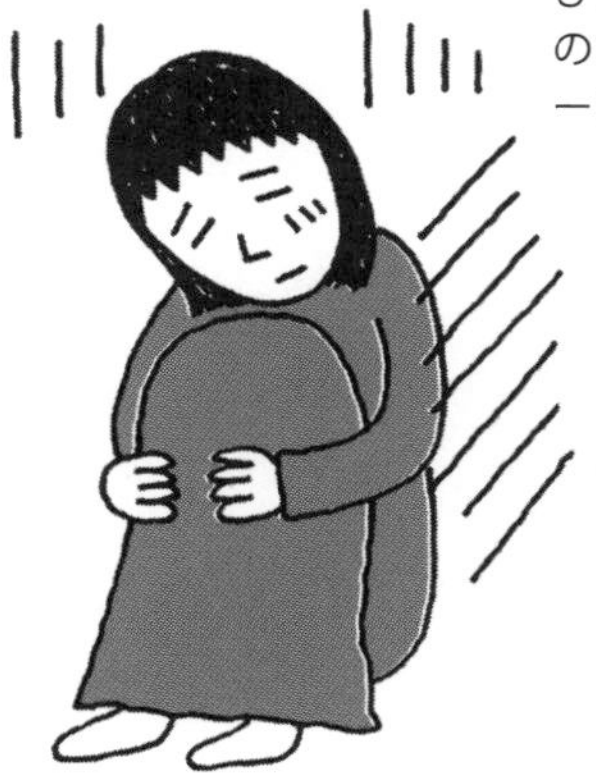

ひきこもってしまう人のなかには、グレーゾーンの人もいるはず

ひきこもり

対人関係がうまくいかないため人を避けるようになり、社会に出なくなります。抑うつが加わっていることも。

二次障害へは薬物療法や精神療法を

発達障害やグレーゾーンの二次障害として発症している精神疾患へは、薬物療法や精神療法をおこないます。併存している適応障害へも、抑うつや不安感を取り除く治療をおこないます。

精神療法

うつ病などでは、認知行動療法をおこなうことが多いです。臨床心理士が担当します。また、患者さんの話を聞くカウンセリングをおこなうこともあります。

認知行動療法

うつ病などによく用いられる治療法です。ものごとのとらえ方（認知）を変えることで、抑うつを改善させます。

そのほかの精神療法

対人関係療法、家族療法などがあります。また、精神療法ではなく、カウンセリングをおこなうこともあります。

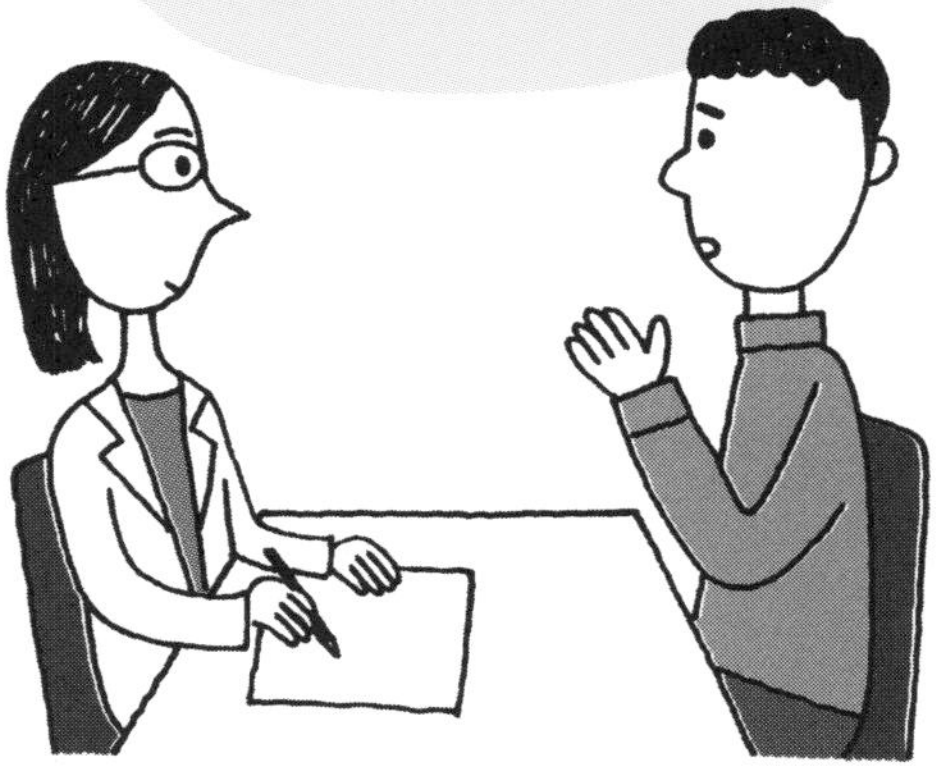

精神療法でもカウンセリングでも、患者さんの話をじっくり聞くことから始める

うつ病にADHDの薬が効いた？

ADHDの薬のメチルフェニデート（→P57）が、うつ病に効いた例を聞くことがあります。

メチルフェニデートには、抗うつの効能はないので、そのうつ病はADHDの二次障害だったのでしょう。ADHDによる不適応から抑うつがあり、メチルフェニデートでADHDの特性が軽減されたため、抑うつがなくなったと考えられます。

おそらく、いろいろな抗うつ薬を使っても効果がみられなかったので、メチルフェニデートを使ってみたのではないでしょうか。うつ病に最初からメチルフェニデートを使うことはありません。

薬物療法

発達障害の二次障害の薬物療法の一部を紹介します。
このうち、抗不安薬の使用は控える傾向にあります。

		一般名	商品名	備考
抗うつ薬	三環系	クロミプラミン アモキサピン	アナフラニール アモキサン	
	ＳＳＲＩ、ＳＮＲＩ	パロキセチン セルトラリン デュロキセチン ベンラファキシン	パキシル ジェイゾロフト サインバルタ イフェクサー	このほか、四環系の抗うつ薬がある。ＳＳＲＩ、ＳＮＲＩ、ＮａＳＳＡは不安症にも使用される
	ＮａＳＳＡ	ミルタザピン	リフレックス レメロン	
抗不安薬		クロチアゼパム ブロマゼパム	リーゼ レキソタン	やむを得ない事情がない限り使用しない
睡眠薬		ゾルピデム エチゾラム ラメルテオン スボレキサント	マイスリー デパス ロゼレム ベルソムラ	発達障害やグレーゾーンには睡眠障害の併存が多い。まず生活リズムを整える

薬物療法と精神療法を進める

精神疾患の治療は、薬物療法と精神療法が二本柱です。

受診すると、発達障害やグレーゾーンではなく、二次障害の疾患のほうを診断されることがあります。医師が、まず精神疾患のほうの治療が必要だと認める場合もあるようです。

いろいろな障害をもっている人は

ＡＤＨＤの傾向と知的発達症と不安症といったように、複数の障害をもっている人がいます。

一つひとつが治療対象ですが、最初に治療を始めるのは、薬物療法が有効な統合失調症と双極性障害です。統合失調症や双極性障害は症状が重篤なので、落ち着いていないと、発達障害などに対処できません。症状が落ち着いてから、次の疾患や障害に対処します。

グレーゾーンでも生きづらさがあるなら

発達障害や精神疾患には治療法があるけれど、グレーゾーンには治療法がないと思って
あきらめていませんか。グレーゾーンでも、生きづらさがあるなら、医師に相談してみましょう。

医療を選択する

グレーゾーンの場合、まず医療を受けるかどうかを考慮します。もっとも考慮すべきは、生きづらさでしょう。生きづらさがあるなら、医療機関で相談してもよいかもしれません。どちらの場合も、最終目標は社会に適応していけるようになることです。

医療を受けるかどうか

受けない → **生活の場を選ぶ**

ストレスの少ない生活環境を整えます。その場合、経済的な厳しさに直面するかもしれませんが、貧しくてもおだやかな暮らしのほうがいいという選択もあります（→P60）。

受ける → **治療の２本柱で**

ＡＤＨＤには薬物療法があります。自閉スペクトラム症では常同的過剰反応（→P57）を軽減する薬はあります。精神療法やカウンセリングを受けることもできます。

最終目標は

社会に適応できるようになる

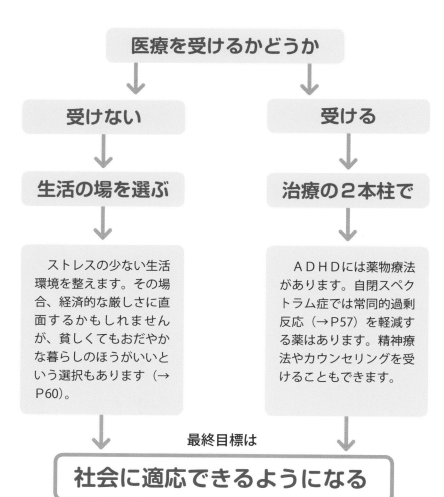

薬物療法

グレーゾーンでも適応障害の診断があれば、抗うつ薬など（→ P55）を使用します。てんかんが併存している場合も薬で改善します。また、ＡＤＨＤや自閉スペクトラム症の一部に使用できる薬もあります。

	一般名	商品名	備考
ＡＤＨＤ	メチルフェニデート アトモキセチン グアンファシン	コンサータ ストラテラ インチュニブ	注意機能が改善する、衝動や多動が収まる、覚醒水準が高まる（頭がぼーっとした感じがなくなる）などの効果がある。ストラテラは血圧が上がる副作用が、インチュニブは血圧が下がる副作用がある
抗てんかん薬	バルプロ酸 ラモトリギン カルバマゼピン ゾニサミド	デパケン セレニカ ラミクタール テグレトール エクセグラン	妊婦には禁忌。抗てんかん薬は気分安定薬として双極性障害にも使われる
非定型 抗精神病薬	ブレクスピプラゾール アリピプラゾール クエチアピン ブロナンセリン リスペリドン	レキサルティ エビリファイ セロクエル ロナセン リスパダール	統合失調症スペクトラムの薬だが、自閉スペクトラム症の常同的過剰反応を軽減させるためにも使用されるようになった

困難なことのいくつかは薬物療法で改善

グレーゾーンには適応障害が併存しており、症状は薬物療法で改善する可能性があります。もっとも多い混合性不安抑うつ反応には、ＳＳＲＩを使います。

グレーゾーンでＡＤＨＤ的特性で苦しんでいるのなら、薬物療法ができます。また、自閉スペクトラム症の特性のひとつである常同的過剰反応がみられる場合、非定型抗精神病薬を使用することがあります。常同的過剰反応とは、興味や注意を向ける対象が限られていて、それ以外の情報に接したときにパニックになり、暴言、暴力など過剰な反応をしてしまうことです。

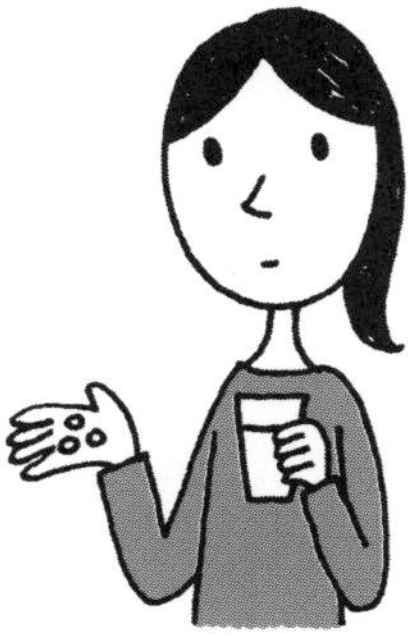

薬を飲むことで、日常的な困難が改善することがある

メッセージ

診断名より対処法を考えよう

なんとなく生きづらい症候群

発達障害ではないかと受診しても診断がつかず、「傾向がある」と言われるだけ。こうした人たちが「グレーゾーン」です。

受診する動機は**「対人関係」**がもっとも多いです。グレーゾーンの人たちは、ある程度の対人関係はつくれています。ところがうまくいかない。本人は状況がみえているからこそ、良好な対人関係を求めて悩みます。

グレーゾーンは「なんとなく生きづらい症候群」と名づけることができそうです。発達障害ではなく、健常ともいえない。**明らかな理由がないのに生きづらい**のです。対人関係がうまくつくれず、社会に不適応を起こし、困難をかかえて悩んでいるという症状からみると、グレーゾーンの人たちは、「なんとなく生きづらい症候群」の重症患者といえそうです。

向いている仕事を求めるが……

グレーゾーンの人たちは、職場でも、ある程度の仕事はこなせています。ところがなぜかうまく進められない。そこで「この仕事は自分に向いていないのではないか」と考えがちです。

向いていない仕事と向いている仕事は、どうやって見極めるのでしょう。苦手な仕事と、できる仕事でしょうか。やりたくない仕事と、やりたい仕事で考えていないでしょうか。

グレーゾーンの人たちは、発達障害の傾向があるので、仕事に対

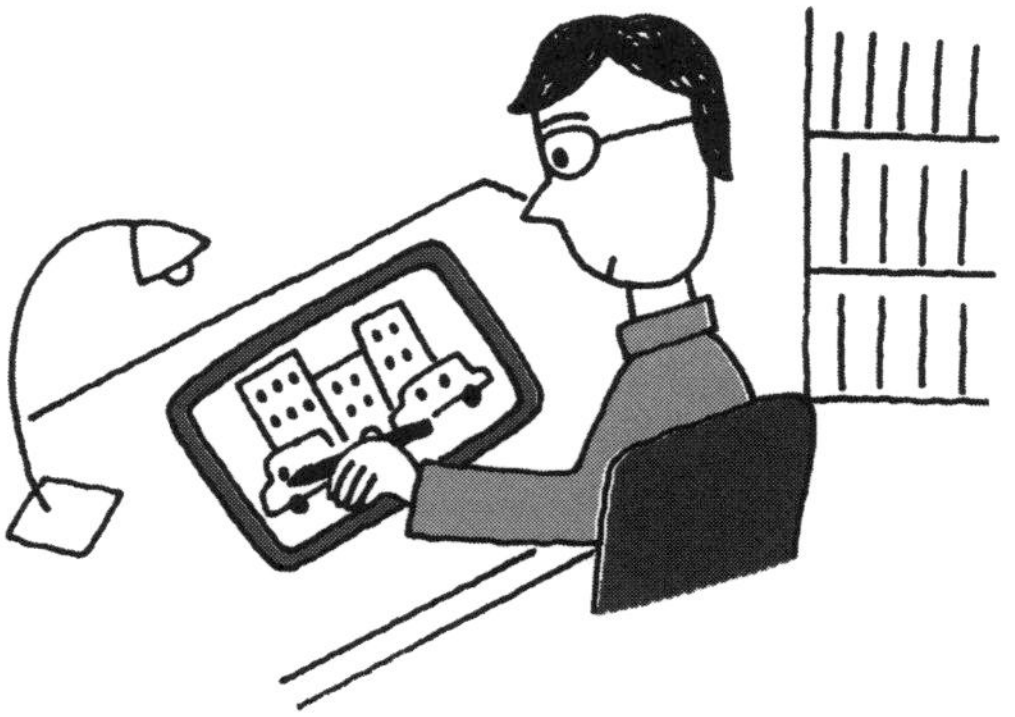

発達障害の人にはクリエイティブな仕事が合っているといわれることが多く、就労している人もいる。しかし、発達障害やグレーゾーンなら誰にでも向いているとはいえない

する思い込みやこだわりがないとはいえません。やりたい仕事を、向いている仕事だと、**自分自身を誘導**していることもあります。その結果が就労継続不能です。

やりたくない仕事でも、比較的支障なくこなせる仕事をやるようにしませんか。つまらないと思うかもしれませんが、**できる仕事こそ、向いている仕事です**。仕事は生活のお金を得るためのもの。自己実現は二の次です。

自己評価が低すぎる

仕事にしても、人間関係にしても、うまくいかないとき、過度に自己否定していないでしょうか。

発達の凸凹があると、**できることとできないことの差が大きい**のですが、できないことばかり注目して、自己評価を下げています。すると、きっと失敗するだろう、叱責されるだろうと不安感が強くなり、萎縮は失敗を招き、さらに自己評価を下げるといった**悪循環**になってしまいます。

社会は一〇〇点を求めているわけではない

できることに注目しましょう。一〇〇点でなくていいのです。

そもそも社会は一〇〇点を求めていません。そう**思っているのは本人だけ**で、おそらく社会は「人並み」を求めているのです。点数で言えば六〇点ぐらいでしょう。

グレーゾーンの人は能力が凸凹なので、一三〇点とれるところもあります。たとえ三〇点のところがあっても、一三〇点と平均すれば八〇点。けっして低い数字ではありません。

これは社会の問題でもあります。昔から発達の偏りがある人はいましたが、今ほどクローズアップされていませんでした。社会が寛容だったので、適応できていたのです。つまり、**社会にもっと寛容さが必要**なのでしょう。

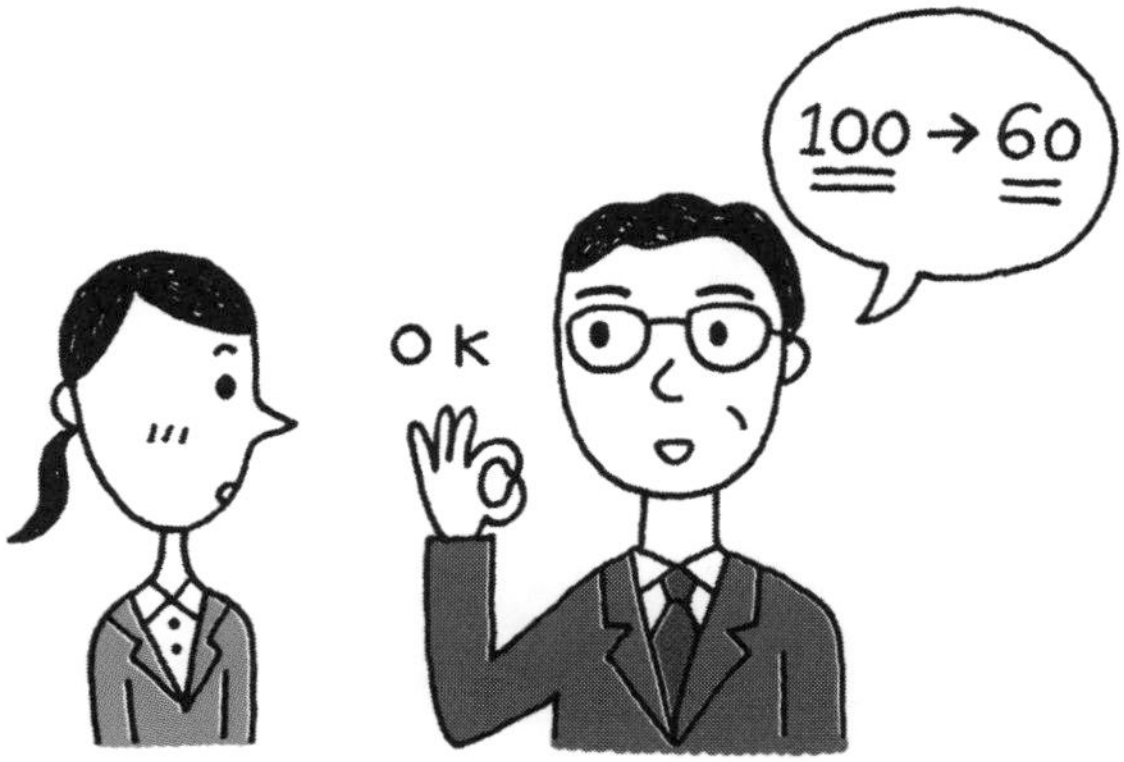

社会は本当に100点を求めているのか。「人並み」とは100点ではないはず。60点でよしとしよう

幸せをどこに感じるか

グレーゾーンの人が医療を受けずに生活するためには、ストレスの少ない生活環境を整えると述べました。職業選択によっては、貧しい生活になるかもしれませんが、高収入がかならずしも幸福感に結びつかないことは、誰でも知っているからです。

幸福をどこに感じるかは、難しい問いです。しかし、**よい対人関係があることは重要**でしょう。だったら、どうすればいいかを考えてみます。

ある程度の妥協は必要

自分には発達障害的な特性があるけれどしかたがないと考えるでしょうか。いわゆる「普通」でなくてもいいと思いますか。

ここで「普通」という言葉を使いました。グレーゾーンの人たちと腹を割って話すと、「普通の人になりたい」「普通にふるまいたい」と言います。やはり「普通」を意識しているのです。それなら、「普通の人」はどういうものか、**知識としてもちましょう。**

グレーゾーンの人たちを否定しているのではありません。厳しい言い方ですが、自分の**表象（認知）にこだわっていないか**ということです。こだわるほど、周囲が悪い、周囲の理解が足りないと嘆き、自分で自分を不幸にしています。自分の表象にこだわらず、妥協していく必要があるのです。

ここで問題になるのが、知識としてもった「普通」を、どこでどのように、妥協しながら披露するかということです。

この問いには正解がありません。**自分で試行錯誤しながら、身につけていくしかない**でしょう。失敗をおそれず、後悔を反省に変えて、自分を励ましながら、また取り組んでいきましょう。

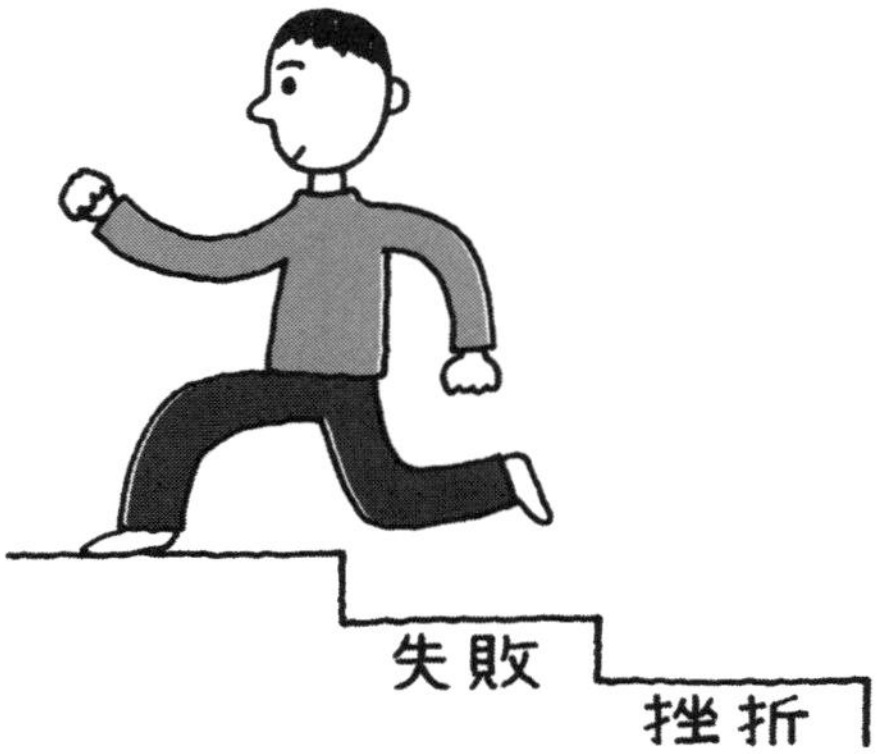

挫折や失敗をしても、「いい経験をした」「勉強になった」と、進んでいくしかない

4

今の自分と
向き合っていく／
当事者の声

発達障害の傾向があると言われた人たち、
あるいは自分でグレーゾーンだと思っている人たちは、
どのように自分と向き合っているのでしょう。
どのような悩みがあり、どのような工夫をしているのか、
当事者の声を集めてみました。

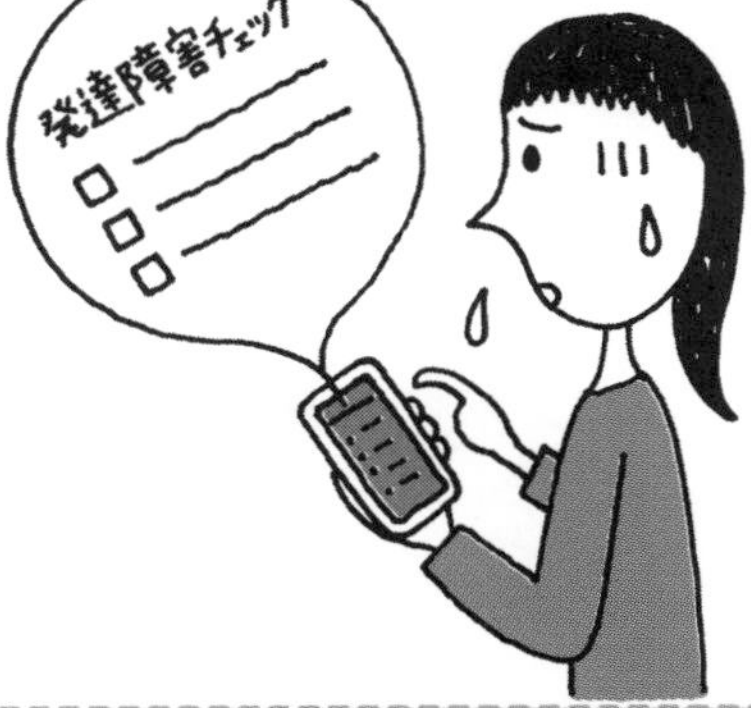

グレーゾーン特有のつらさがある

「グレーということは病気や障害でないのだから、それほど悩むこともないだろう」と言われがちです。しかし、特性による困りごとや、他者と比較して感じる不安は、なくなることはありません。

特有のつらさ

グレーゾーンの人は、ミスして怒られるかもしれないと気を張り、一日中緊張してしまいます。発達障害者とも健常者とも違う、特有のつらさがあるのです。

失敗の連続

職場などでミスを連発。自分でも、なぜこんなにできないのかと悩み、叱責されるのではないかと不安で萎縮しています。自分に疑問をもち、根本的な原因があるのかもしれないと考えることもあります。

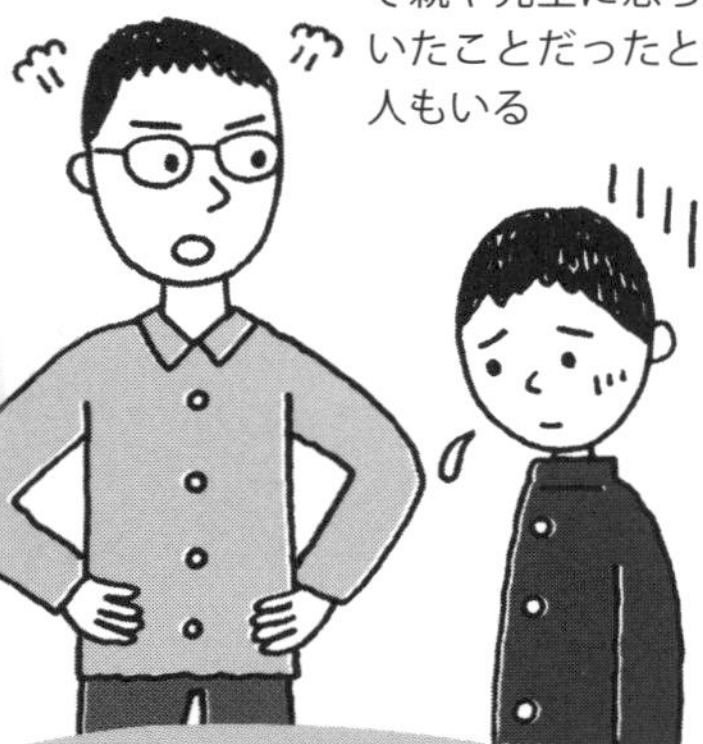

子どものころの記憶といえば、忘れ物が多くて親や先生に怒られていたことだったという人もいる

「そういえば」と思い出す人も

子どものころ、自分の特性のために失敗しては怒られていたと思い出す人がいます。ただ当時の環境が自身の特性とたまたま合っていたため困らなかった人もいます。

ネットや書籍などで調べてみる

調べるうちに発達障害という言葉をみつけます。しかし自分は、そこにある例ほど、生活に支障があるとは思えません。

グレーであるがゆえの葛藤や不安がある

グレーゾーンの人は、人間関係や仕事がうまくいかないことが続き、なぜだろうと疑問に思いはじめます。調べているうちに、発達障害という言葉に出会いますが、少し違うような気がします。かと

緊張しつづける

怒られるのではないか、人とズレたことをしていないか、間違ったことをしていないかと、一日中緊張しています。

疲れ果てる

精神的にギリギリの状態で仕事をしているので、疲れ果ててしまいます。帰宅したらぐったりして動けません。頭痛や肩こりに苦しむ人もいます。

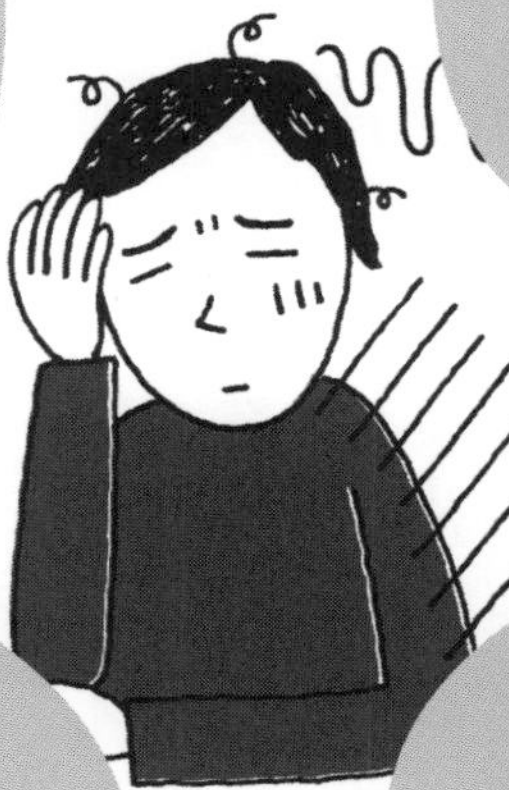

なんとかこの状況を改善したいと思うが、どこに向かえばいいかわからない

健常者と比べ、発達障害者と比べる

健常者でも失敗することはあるけれど、自分の失敗は程度も頻度も違うと思います。しかし、発達障害と診断された人ほど、特性は明確ではないと思います。

どちらにも合わないはざまの葛藤

健常でもないし発達障害でもない、どちらにも合わないけれど、困っていることに変わりないと葛藤します。怠けているということかと、自己否定する人もいます。

いって、いわゆる健常者とも違います。どちらと比べても合わない、はざまの葛藤に苦しみます。

職場ではミスや叱責を恐れて緊張しているので、帰宅すると疲れ果てています。自分はこれでいいのかと、不安な毎日です。

当事者の声

「新人は電話をとれ」と言われるが

新入社員のとき、「新人は電話をとる係」と言われました。でも、私は電話がすごく苦手です。電話を受けながらメモをとることができないので、伝言すべきことが抜けてしまうのです。多くの人に迷惑をかけるので、業務を替わりたいのが本音です（→P78）。

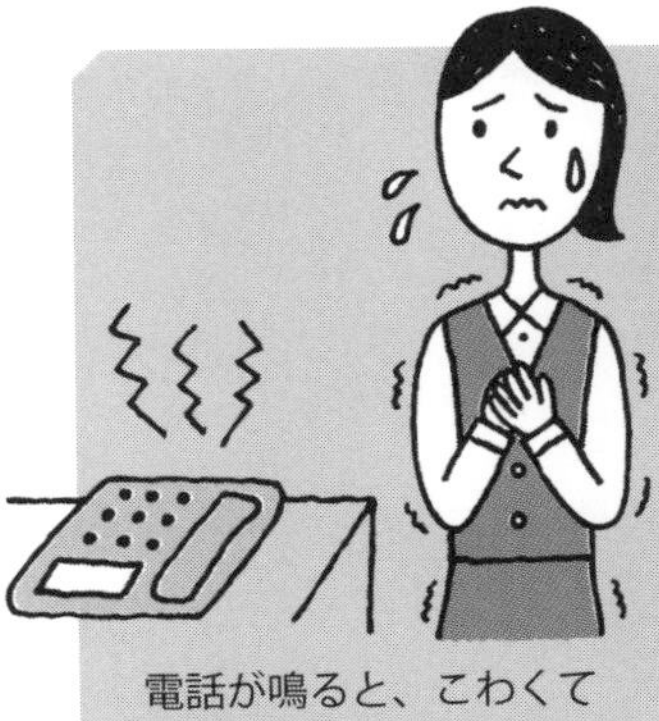

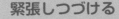

電話が鳴ると、こわくて息が苦しくなる

自分で発達障害だと思ったから

さまざまな場面で違和感を感じる自分。ネットや本で調べるうちに、発達障害ではないかと疑問を抱くようになります。その答えを求めて医療機関を受診しようとする人が多くいます。

勇気を出して

なじみのない診療科ですが、「なんとかしたい」という切実な思いから、勇気を出して受診を決意します。

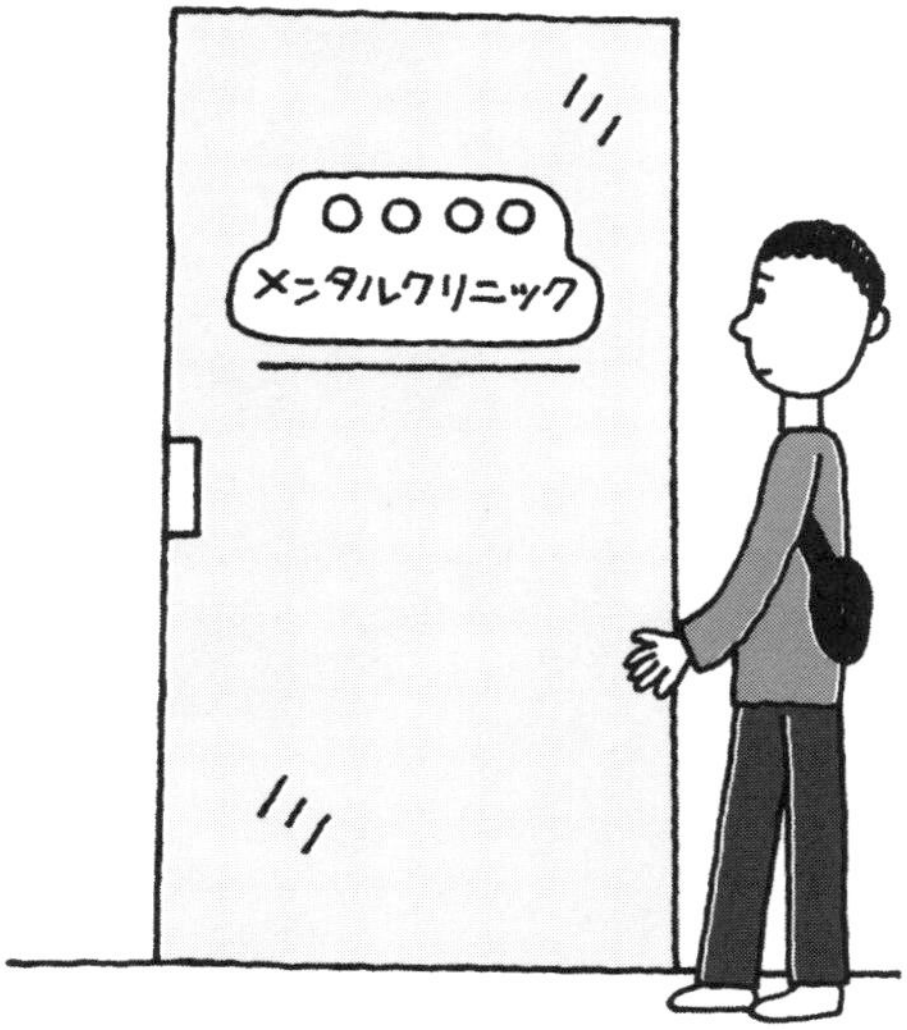

大人の発達障害をみてくれる病院やクリニックを探して、行くことにする

ネットでみて受診する人が多い

生きづらさの原因がわかれば対処のしかたがわかります。病気なら治療法があるかもしれません。原因を探るうちに、発達障害という言葉をみつけます。

どうやら自分は発達障害らしいと見当をつけても、そこから先をどのように進めたらいいかわかりません。精神科を受診すればよいのだろうと思うのですが、ほとんどの人はこれまで受診したことのない科。つい気おくれしてしまいます。でも、現状をよくするきっかけになるかもしれない、と受診する人もいます。

当事者の声

受診時には疑問がいっぱい

●何科を受診するのか

ネットでみると発達障害の診療は小児科ばかり。電話で確認したら、大人の発達障害は、精神科を受診するように言われました。

●予約がとれない

クリニックのホームページには予約が必要とありますが、発達障害の診断、特に初診には予約がとれず、途方にくれました。結局、半年待ちました。

●検査の意味

医師から「○○と○○の検査をしましょう」などと言われたのが不安でした。どんな検査で、なにがわかるか、くわしく説明してほしかったです（→P38～41）。

受診に至るまで

受診しようとしたきっかけは、ネットをみたことが多いようです。受診先の探し方に迷うでしょうが、正解はありません。当事者の例を挙げてみます。

受診のきっかけ

- ネットでみて自分のことだと思った
- 家族や職場の人に、「発達障害っぽいかも」と言われた
- 本を読んで該当すると思った
- テレビで大人にも発達障害があると知った

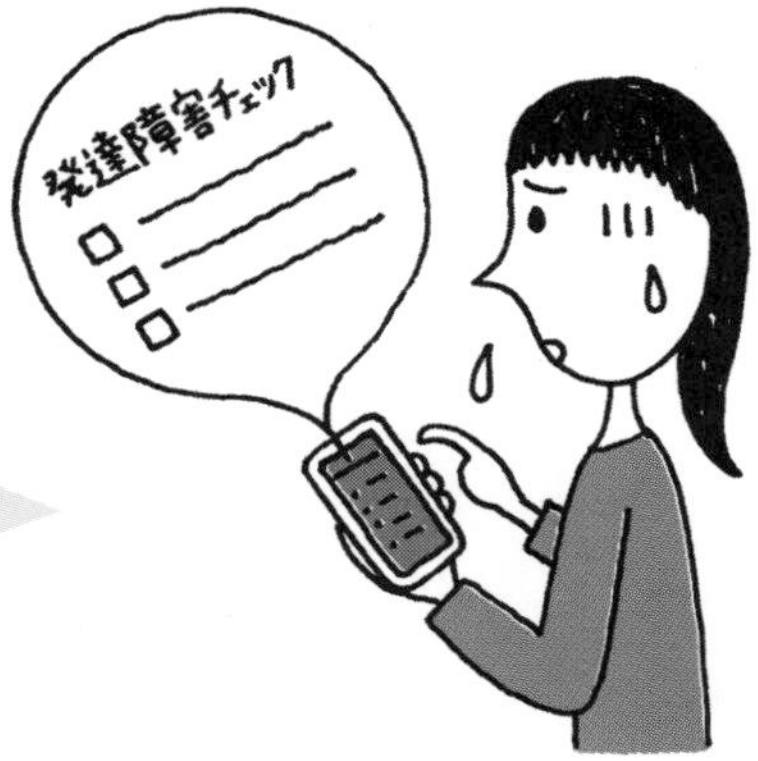

ネットの「発達障害自己チェック」をした人もいる（受診時にそのことを話したら、信用できないものもあるから注意するように言われた）

受診先のみつけ方

口コミをみた

ネットで発達障害をみているクリニックを探し、口コミを参考にしました。

電話をした

通えそうなクリニックをみつけたのですが、ホームページに発達障害をみていると書いてなかったので、受診できるか電話して、相談しました。

うつ病から

うつ病で治療していましたが、なかなか治らないので、じつは発達障害ではないかと医師に聞きました。

カウンセラーの紹介で

ネットでみつけたカウンセラーに相談し、発達障害をみている病院を紹介してもらいました。

本をみた

発達障害の本を書いている医師をみつけ、ネットでクリニックを調べてホームページから予約しました。

「傾向がある」と言われても納得しづらい

医療機関を受診するときには、自分で「発達障害だろう」と見当をつけています。ところが、「発達障害の傾向があります」という診断。予想外の診断は、すぐに納得できるものではありません。

混迷が深まった

受診する前には、さまざまな不安があり、心配をしていました。これらが解決されると思って受診したのに、はっきりわからないまま。むしろ混迷が深まる結果になりました。

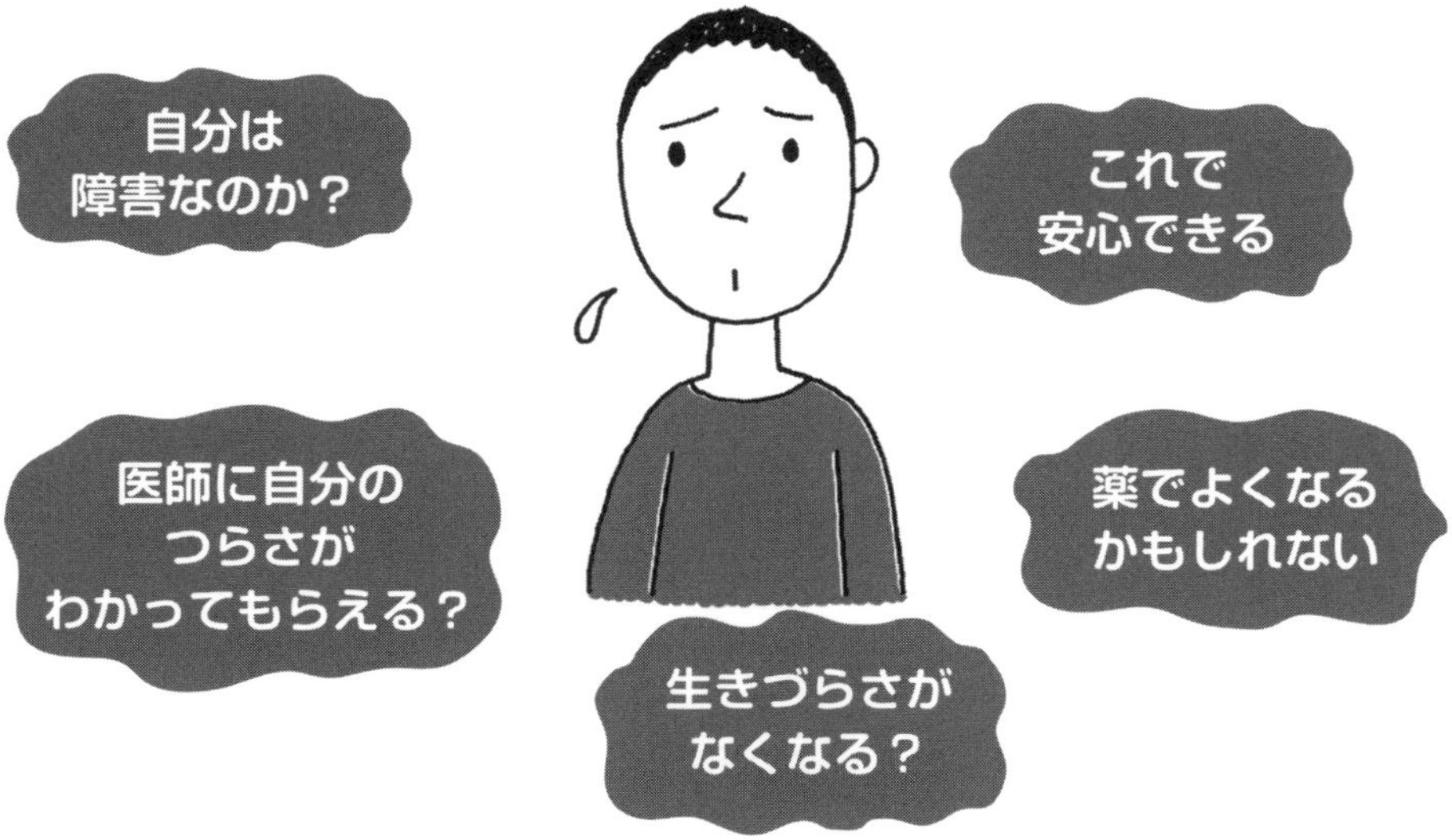
自分は
障害なのか？
これで
安心できる
医師に自分の
つらさが
わかってもらえる？
薬でよくなる
かもしれない
生きづらさが
なくなる？

複雑な気持ちで受診するが

「発達障害の
傾向があります」

傾向ってなに？
発達障害ではないということ？
では、どこにも属さない自分は、いったい何者？

診断への疑問

発達障害だと診断されなかったとき、すぐに納得できない人や、さまざまな疑問がわいてくる人がいます。

納得できない

↓

医師の気分？

クリニックを替えたら、発達障害と診断された人がいると聞きます。結局、発達障害の診断は、医師の気分しだいではないでしょうか。

診断がほしかった

発達障害と診断をもらえた人がうらやましい。傾向による困難はあるので、障害者雇用や障害年金などの制度を使いたかったです。

少し安心した

「傾向」でも発達障害と指摘されたと思いました。これまでうまくいかなかったのは努力不足のせいではなかったのだと、少し安心しました。

受け入れた

自分の状態がわかったので、グレーゾーンという診断なのだと受け入れました。

診断されず　解決策も示されず

診断というものは「〇〇という病気です」「〇〇なので〇〇の治療をしていきましょう」といった具合にされると思っています。ところが「傾向があります」という診断。これまで聞いたことがありません。あるいは「発達障害ではなさそうです」という診断。ではなんなのか疑問が残ります。

こうした診断をどのように理解すればいいのか、自分の気持ちや思考をどのように整理すればいいのか、迷ってしまいます。

多くの場合、医師からはそれ以上の診断や説明はありません。結局、原因はわからず、対策も立てられず、途方にくれるだけです。

ただ、なかにはすぐに受け入れることができる人もいます。

当事者の声

受診せずに、自分で「グレーゾーン」だと決めた

困り具合から、自分は特性があるけれど発達「障害」とはいえないと自己受容しました。おそらく診断が下りないでしょうから、受診していません。自分でグレーゾーンだと決めました。そのうえで、どういった生き方ができるかを考えていくことにしました。

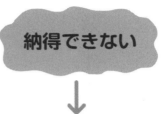

クローズ就労にするのが現実的

グレーゾーンの多くの人は、職場に言わない「クローズ」で一般就労しています。発達障害の診断はなく、障害者手帳などは取得できないので、職場に言いようがないことも一因です。

グレーをオープンにするのは難しい

発達障害という言葉が知られるようになってきましたが、理解が十分かどうか疑問です。ましてグレーゾーンといっても、なかなか理解してもらえないでしょう。

就労に際しては、自分がグレーゾーンであることを言わない「クローズ就労」が現実的です。職場に「オープン」にしても、障害者雇用にカウントされないので、企業にメリットがありません。

特性を個性として伝え、配慮してもらっている人もいます。

クローズ就労

障害や病気を職場に伝えずに就労すること。仕事内容や給与は本人の能力しだいですが、「仕事ができないやつと思われていないか」などと、不安を感じている人もいます。

↕

オープン就労

障害や病気を職場に伝えて（カミングアウト）就労すること。事業主は一定の割合で障害者雇用が義務づけられています。雇用される側も、障害者就労にすると、さまざまな配慮が得られる利点がありますが、仕事内容や給与が違うことが多いようです。ただし、グレーゾーンは障害者就労を選択できません。

当事者の声

罪悪感とともに出勤している

新入社員のころ、定時の五時になったので退社しようとしたら、先輩にとめられました。帰っていいか上司に聞いてからにしろというのです。こんなことが続くうち、自分は常識とされることにうとく、職場であきれられているみたいだと気づきました。最近、とっさの機転がきかず、後輩にカバーしてもらうこともありました。

私は偏差値が高い、いわゆる有名大学卒です。入社する前には職場の期待値が高かったようです。そのぶん、仕事ぶりで落胆させてしまったという罪悪感があり、申し訳なさでいっぱいになりながら、日々出勤しています。

就労のしかた3人の例

グレーゾーンはクローズ就労が多いのですが、人によって事情が違うことも。3人の例を紹介しましょう。

身近な人にうちあけた

身近な人にだけ「私ってもの忘れが激しいけど、よろしくね」と言いました。しばらく様子をみていると「これ忘れているよ」などと、自然に言ってもらえることがわかったので、思いきって「私、発達障害のグレーゾーンなんだ」とうちあけました。

それまでの働き方をみていてもらったおかげで、拒絶されませんでした。

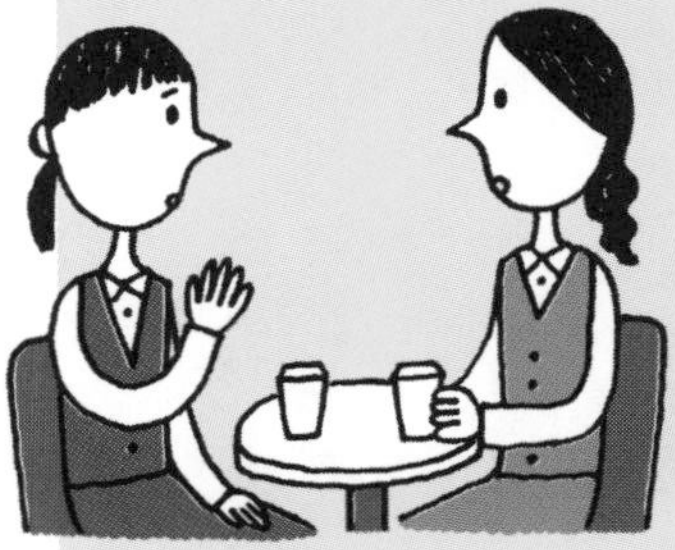

信頼できる同僚にだけ
うちあけた

誰にも言えない

年配の人が多い職場です。グレーゾーンといっても理解してもらえないでしょう。たとえ発達障害といっても無理だと思います。相談できそうな同僚もいないので、誰にも言わずに働いています。

でも、仕事のうえでは失敗続きです。あからさまに怒られたりはしませんが、「仕事ができない人」という目でみられていると思います。少し「針のむしろ」感があります。

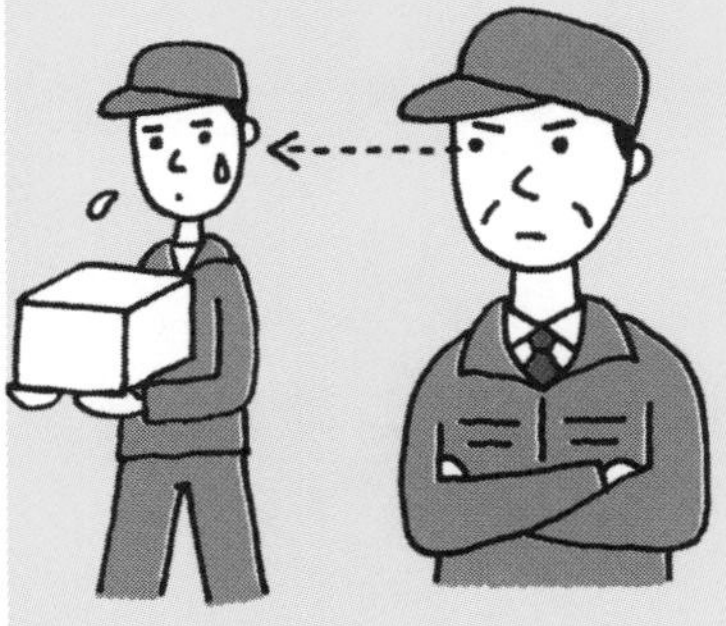

上司の冷たい
視線を感じる

人事課の人だけに伝えた

就活の面接時に、人事課の人にグレーゾーンであることを伝えました。働きはじめるとき、どの程度オープンにすればいいか人事課に確認したら、上司や同僚に言わなくていいだろうとのこと。会社の中で福祉の仕事をしてくださいということになりました。

福祉といっても、障害のある人や体調を悪くして復帰した人などをサポートする仕事です。

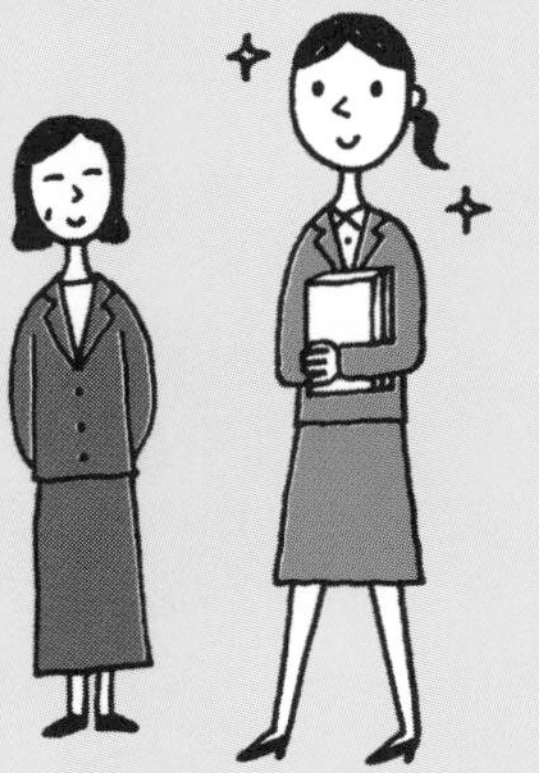

自分に合った仕事だと思う
ので、会社に感謝している

世間には発達障害への誤解がある

発達障害という言葉はだいぶ広まりました。しかし、正しく理解している人はまだ多くはないようです。まして「グレーゾーン」については、ほとんど知られていないといってよいでしょう。

「発達障害を知っている」という場合

「発達障害って知っていますか」と聞いたとき、「知っている」という場合、その人の知識がごく一部だったり、誤解していたりすることがあります。

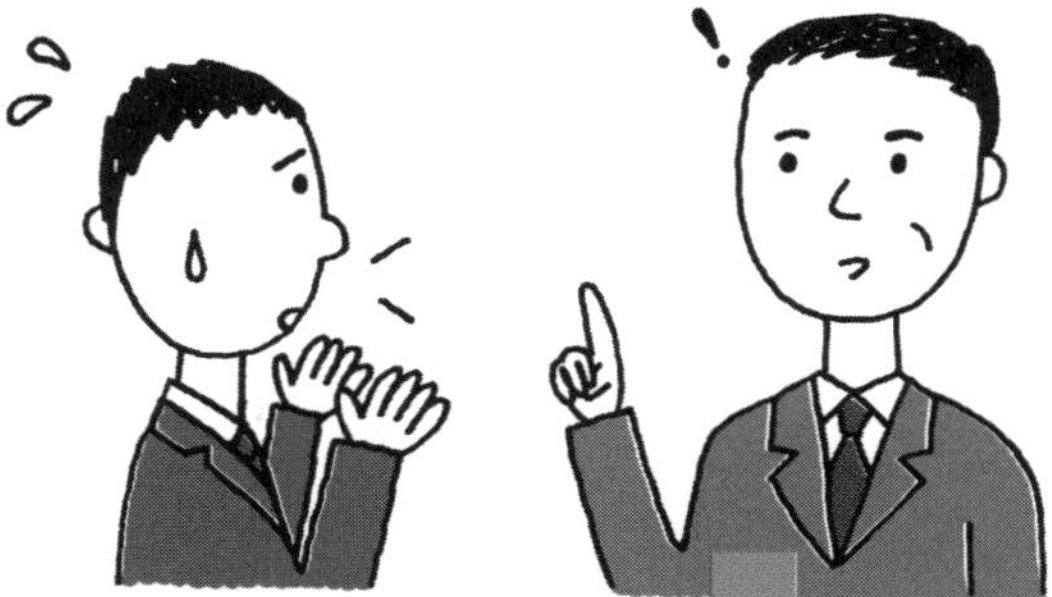

告白した相手が「知っている（から安心して）」と言っても、正しく理解していないこともある

「すごい才能あるんでしょ？」

発達障害者＝すごい人、みたいに思われている

コミュニケーション力に対する誤解

発達障害＝コミュニケーションがとれない人と思われることがある

「みんななにかにあてはまるよ」

励ましてくれたのかもしれないが、説明するほど「普通の人でしょ」になってしまう

真逆の勘違い

ＡＤＨＤは細かい事務作業が得意だからと、事務職へ配属など

「発達障害を知らない」という場合

「発達障害って知っていますか」と聞いたとき、「知らない」という場合、説明するのはたいへんです。

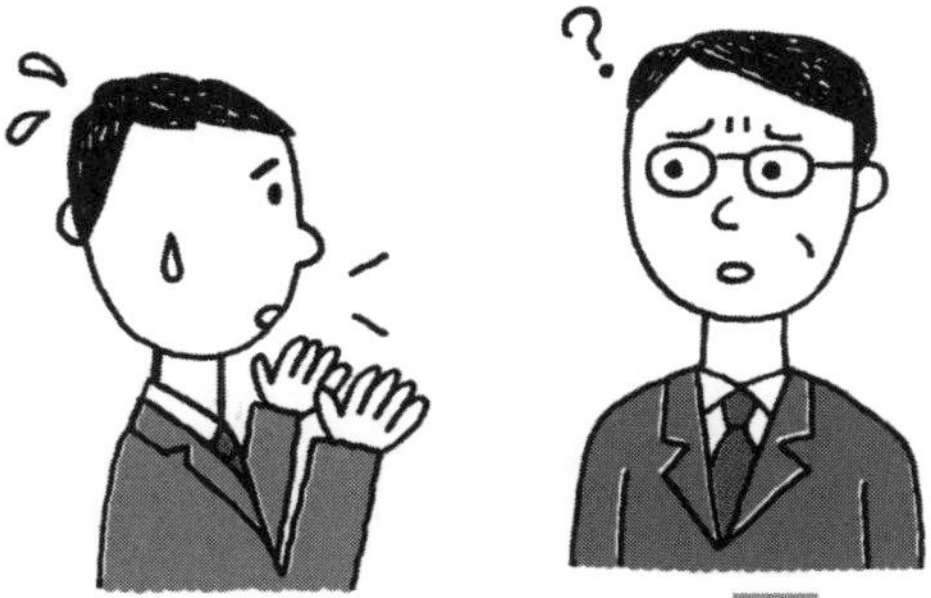
「なに、それ」という表情でムッとされることもある

「言い訳するな」「甘えるな」
苦手なことへの言い訳をしていると思われる

「結局、なに？」
「発達」の「障害」ということじたい、理解してもらえない

「しっかりしろよ」
大人になっていないと思われたようだ

発達障害を理解したうえでのグレーゾーン

グレーゾーンを説明する前に、「発達障害って知っていますか」と聞くと、発達障害という言葉を知っている人でも、一部の特性だけに注目していたり、偏《かたよ》った情報だったりして、誤解していることが少なくありません。

よくある誤解が「発達障害って、すごい才能が隠れているんでしょう？」というもの。たしかに、そういう人もいますが、ごく一部です。発達障害の人がみな芸術系やクリエイティブ系の才能をもつわけではありません。

グレーゾーンは、発達障害かどうかの「グレー」な「ゾーン」にいるのですから、発達障害そのものへの理解がないと、さらに誤解を重ねることになってしまいます。

当事者の声

人の名前を覚えるのが苦手

何度も会った人の顔は覚えていても名前が出てこないことがあります。名前は記号でしかなく、覚える優先順位が低いのでしょう。もちろん、相手を軽視しているわけではありません。この短所を理解してくれる人は少なくて、誤解を招くことがよくあります。

人間関係を継続することができない

子どものころから友だちが少なかったり、社会人になってから上司と意思疎通ができなかったり。グレーゾーンの人たちの多くが困難に感じるのは、人間関係が継続しないことです。

孤立している自分

人間関係が継続できず、孤立していることを感じます。自分がおかれている状態や、なぜそうなるのかを、ずっと悩みつづけています。

雑談が疲れる

- 普通の会話をすることはできますが、飲み会などでは、芸能人や恋愛の話など興味のない話題になることが多くて、困ってしまいます。
- 雑談をするとき、相手がどう感じるかを考えすぎてしまい、次の言葉を出せないことがあります。
- 雑談なのに自分の考えや関心事ばかり話してしまって、変な空気になることがあります。
- 「聞きながら考える」ことが苦手で、「どう思う？」と急に言われても、とっさに言葉が出てこないことが多いです。
- 周囲の人と話すスピードが違い、会話のテンポについていけません。

友だちと疎遠になりがち

- 友だちとの距離のとり方がわからず、寂しさを感じる人もいます。
- 連絡先を交換しても、なにを送っていいかわからず、疎遠になってしまいます。
- 昔からの友だちがいません。
- ひとりでいることが案外平気な人もいます。逆に、人と疎遠になってしまい困る人も。

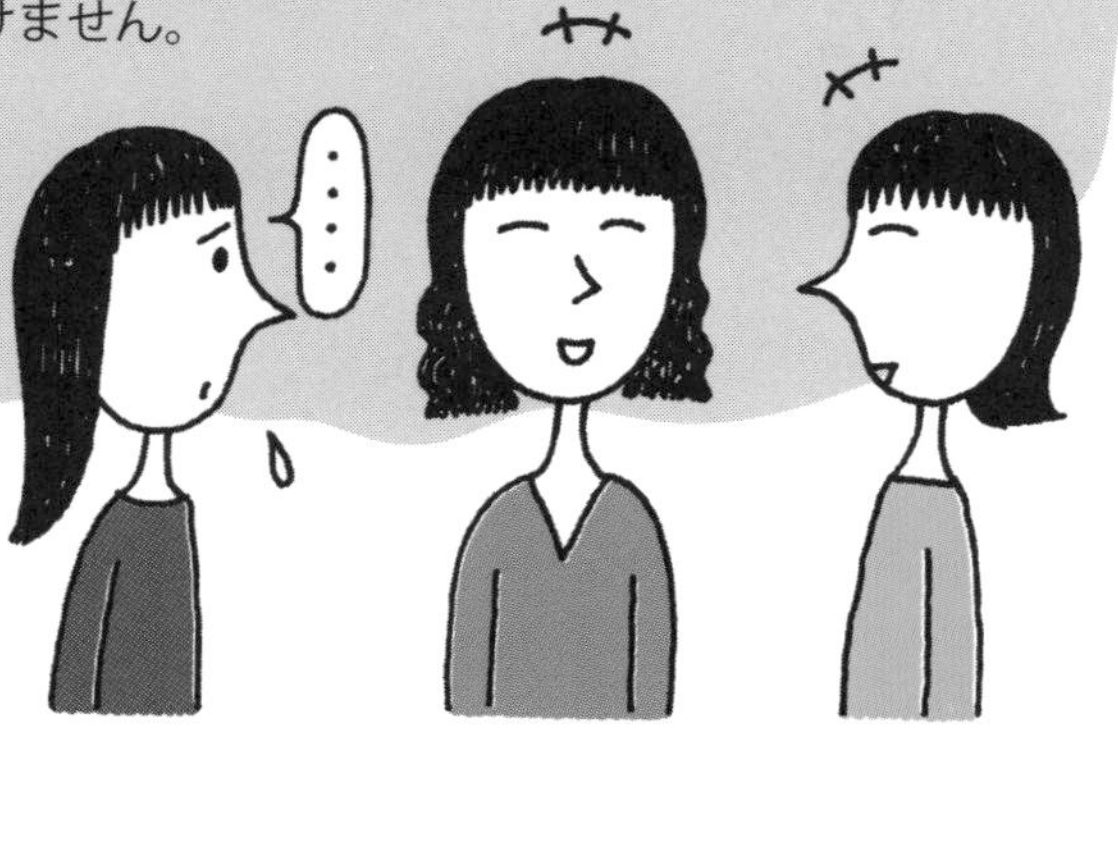

自分と話しても、つまらないだろうと自信をなくし、輪の中に入れない

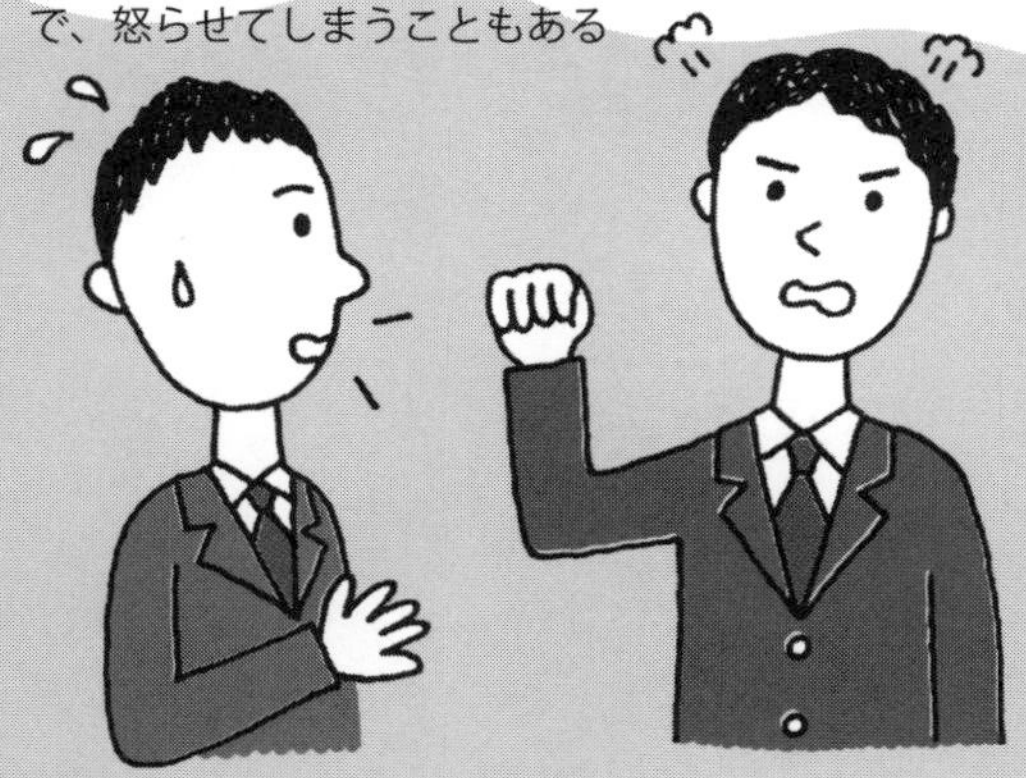

自分は納得したいだけなのに、相手は違う受け取り方をするようで、怒らせてしまうこともある

「勝手だ」と言われる

- 思い込みで行動すると、手順が違っていたのか「余計なことをするな」と怒られます。
- 事前に話し合った予定を、良かれと思いその場の思いつきで変えたことがあり、家族に「勝手だ」と言われました。

親密な関係が苦手

- 相手の気持ちを考えずに近づきすぎてしまいます。
- 自分の思いを言葉にできません。どの言葉を選んだらいいのかわからないからです。

相手を傷つけることも

- 先輩に「やっておくからいいよ」といわれたので、本当に手伝わなかったら、じつは助けてほしかったとがっかりされていたことに後になって気づきました。
- 細かいところも納得がいかないと理解できないので、ずっと質問しつづけ、相手に不快感を与えたことがあります。

孤独感や疎外感に苦しんでいる

発達障害の特性のひとつに、コミュニケーションの障害があります。グレーゾーンの人はコミュニケーションはとれるのですが、人間関係を続けることが難しく孤立しがち。孤独感に苦しみます。

また、ほかの人は自分ができないことを平然とできているため、疎外感にも苦しみます。

当事者の声

他人のうわさ話に合わせられない

同僚四人でランチに行くと、いつもある人の悪口になりました。その悪口に加わることができませんでした。いない人の悪口を言うのは、公平さがブレると思うからです。寂しさより、悪口を言う負荷のほうが重いので、ひとりでランチに行くようにしました。

仕事を進めるうえで困ることが多い

グレーゾーンの人は、常に気を張ってがんばれば、ギリギリで仕事ができます。だから、できないとサボっているようにみられるので、常に全力で仕事をしなければならず、その結果疲れ果てます。

緊張しつづける自分

仕事上の困難が、どういった事情から起こるのか、自分でも考えています。ともすれば自信を失いがちですが、苦手な部分をカバーしようと常に緊張しています。

疲れ果てる

- 帰宅するとぐったりしてなにもできません。
- 疲れると食欲がなくなります。
- 頭痛や肩凝りがひどく、マッサージに通っています。

仕事のイメージがつかめない

- 想像することが苦手なので、仕事の点と点が結びつかず、目的がわからないことがあります。
- 自分がやったことがない仕事や、分量や期限が不明な仕事は、イメージすることが苦手です。

こだわってしまう

- 自分で「完璧」と納得できないと提出できません。

指示が理解できない

- 「あれやっといて」と言われて、「あれ」がなんのことか、10秒ぐらいたって「ああ、あれ」とわかることがあります。
- 「手があいたらやっといて」と言われました。手があくとは、どういうことでしょうか。
- 「簡潔にまとめて」の簡潔とは、どの程度の量？　まとめる時間？　具体的に指示してほしいです。
- いちいち指示されるのではなく、マニュアルがあると助かります。

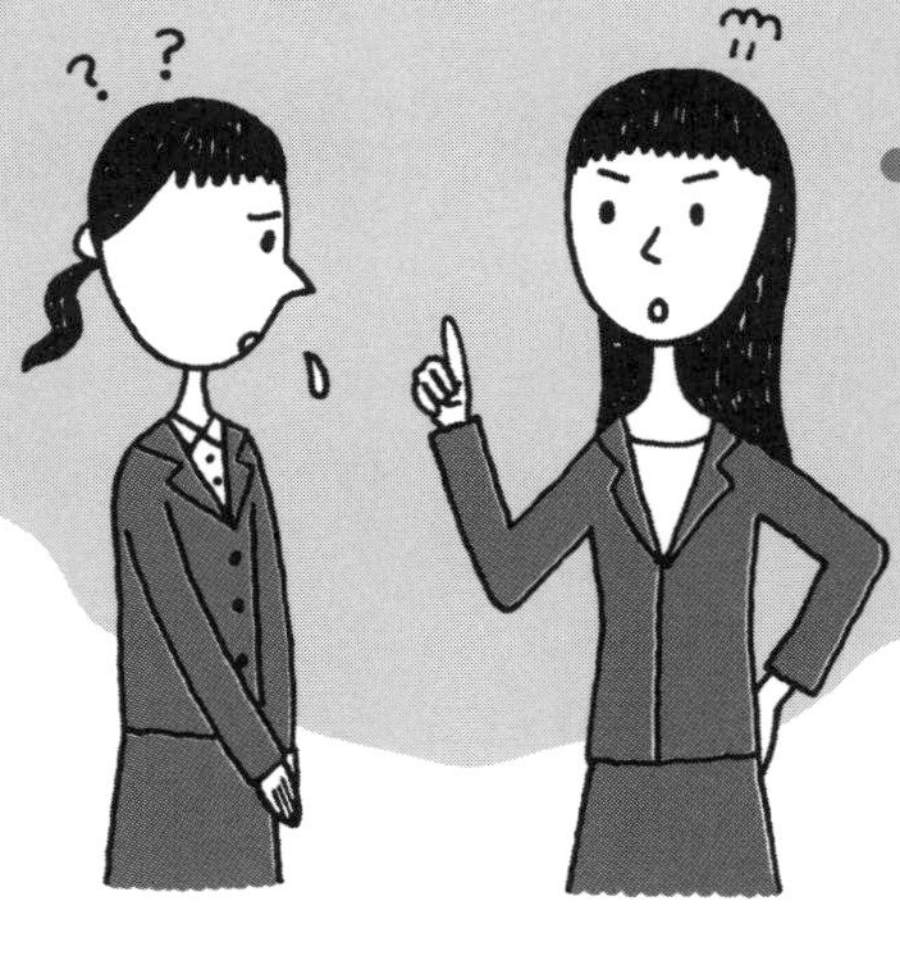

「それ、やっといてって言ったよね！」と叱られても困る。急ぐなら言ってほしい

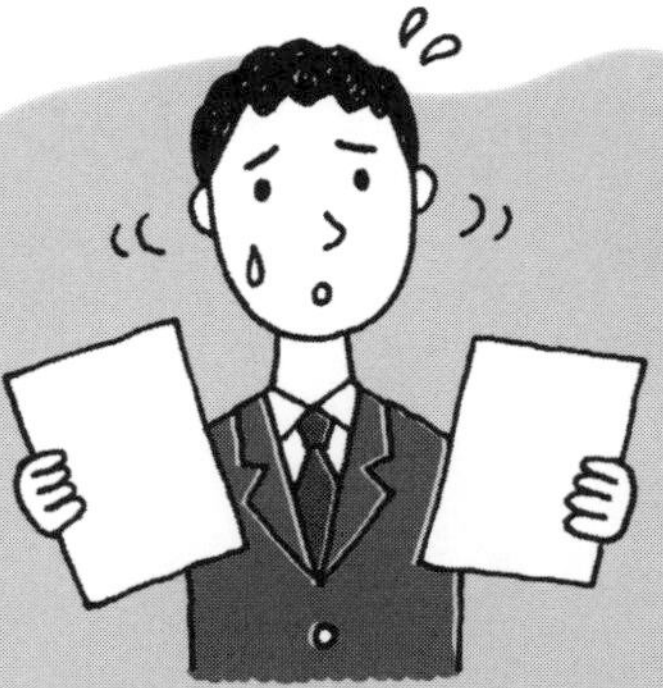

優先順位がつけられない。大事なことをあとまわしにしていることがよくある

段取りができない

- 目についたものから自己判断でやってしまいます。大事なことが抜けることがあります。
- 焦って、最後の確認を怠ってしまいます。失敗したと思ったとたんパニックになります。
- その日やることを書き出せばいいと思いますが、書き出すという仕事が増えるので、継続できません。

ルールでの困りごと

- 細かいルールが多いと把握しきれず苦手意識をもつ人がいる一方、細かく決められていないと手順がわからず困る人もいます。

「ホウレンソウが足りない」と言われる

- 同僚が忙しそうだと、いつ相談すればいいかわからない。相談しても「前にも聞いたよね？」などと言われたことがあり、相談することに躊躇して抱えこんでしまいます。
- 相談することと相談せずにやることの区別がつきません。

間に合わない

- なぜかいつもギリギリで、やっつけ仕事になってしまいます。
- 遅刻が多いのは自分でもダメだと思います。5分、10分の遅刻ですが、毎日なので、そろそろ解雇されそうです。

がんばっていても困りごとが起こる

グレーゾーンの人は、限界まで一生懸命働いていても、特性ゆえの困りごとが頻発します。自分ができないことを知っているので、なんとか職場にくらいつこうと、がんばっています。それでも怒られたり、呆れられたりすることが多いので、職場では常に緊張しつづけ、疲労困憊《こんぱい》してしまいます。

当事者の声

正論だと思うがわからない

「できない理由ではなく、どうすればできるかを考えろ」と言われました。職場ではよくある言い方のようですが、本当にわからないのです。叱られたのではなく、静かな言い方だったし、言われたことは正しいと思いました。でも答えられず、困りました。

日々を暮らしやすくするために

苦手な片づけやコミュニケーションも、工夫することで困難を減らすことができます。グレーゾーンの人たちが、職場や自宅でどのような工夫をしているか、例を紹介しましょう。

工夫の例

家庭や職場での日常的な悩みも、自分の工夫で改善することができます。グレーゾーンの人たちの工夫の例を挙げてみます。

片づけが苦手

- 徹底的にものを減らしました。かなり捨てました。
- スペースがあるとものを置いてしまうので、あきスペースをなくしました。
- ものへの執着でなく、ものにまつわる思い出が捨てられないのだと気づき、思い出はほかのかたち（写真データ）でとっておくことにしました。
- 動線を考えてものを置くといいです。

ものを買いすぎる

- 安いと必要もないのに買ってしまう。それはかえって損だと気づきました。
- 少量ずつ買うようにしています。例えば白菜は１玉ではなく４分の１だけにして、買う回数を増やします。
- 適正な食品量がわからないので、冷蔵庫に１日ぶんだけ入れるようにしています。
- 買ったことを忘れて同じものを買ってしまうので、買ったものが見えるように「見える化」します。

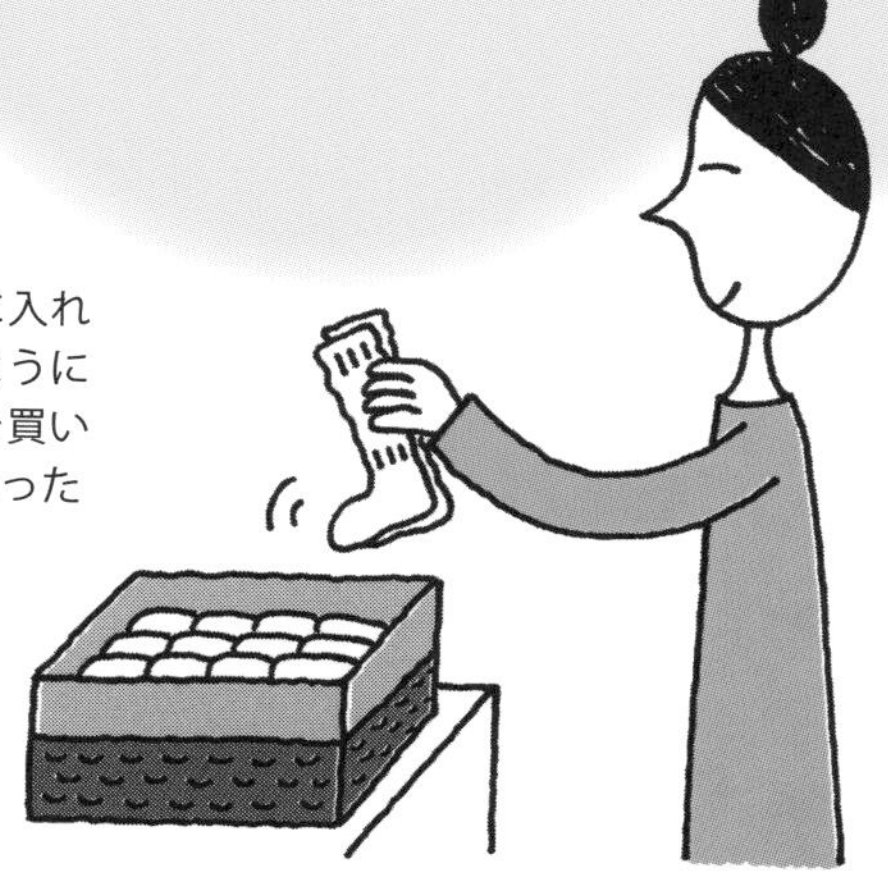

くつしたはカゴに入れて、目に見えるようにした。くつしたを買いすぎないようになった

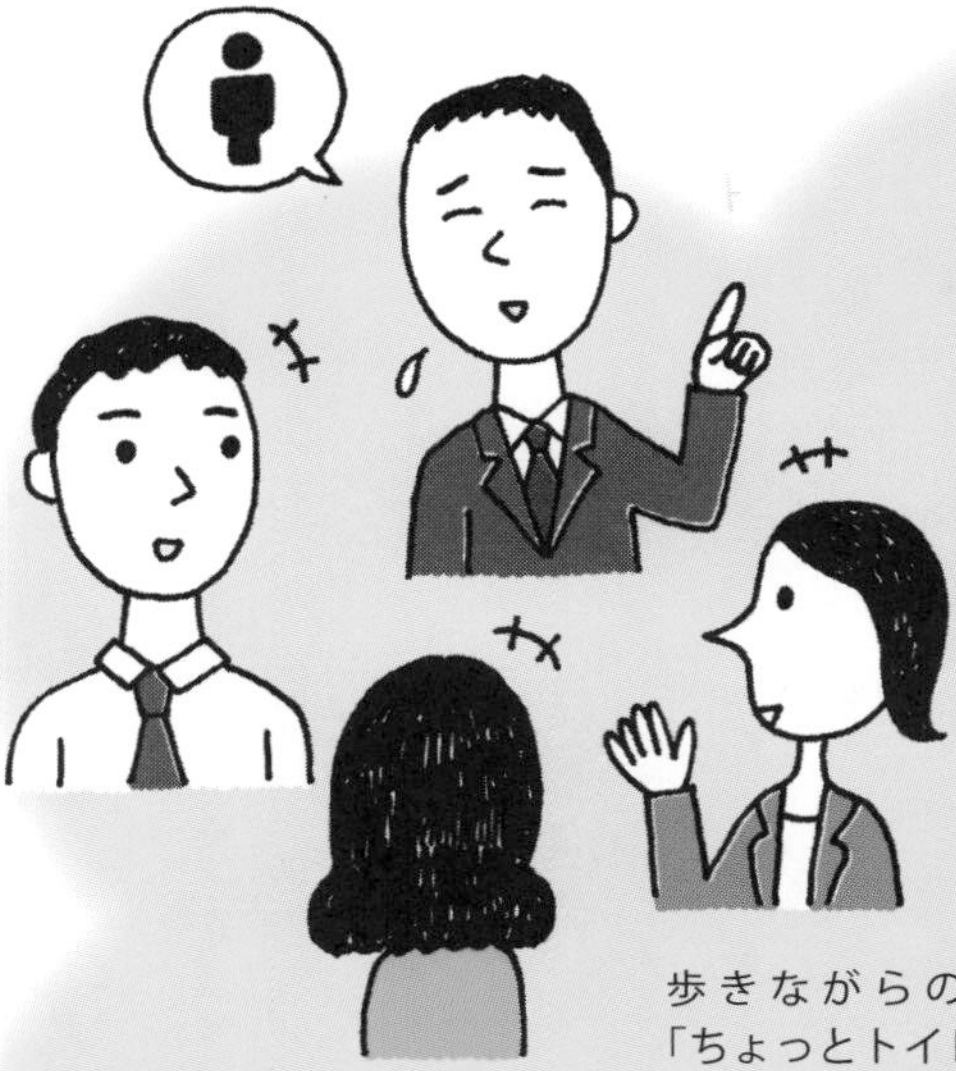

歩きながらの雑談はムリ。「ちょっとトイレ」などと言って、自然に雑談の輪から抜ける

雑談が苦手
人との距離感をつかめない

- 会話の輪に入れないので、１対１の会話から始めるようにしました。
- 話題がみつけられないので、誰にでもできる質問（最近旅行しましたかなど）や初対面で聞いてはいけないこと（異性に最寄り駅を聞かないなど）を頭においておきます。
- 不自然にならないように席をはずします。

漢字がわからない

- カタカナや図でメモするようにしたら、スピードを落とさずに書けるようになりました。

忘れ物

- カバンを替えないようにしています。１シーズンは同じカバンです。

疲れやすい

- 過集中していないか、ときどき自分でチェックするようにしています。
- 睡眠不足が大敵です。起きる時間を守ります。きちんと起きれば、夜は同じころに眠くなります。

無理せず楽な方法でいい

　自分の苦手なことはなんでしょうか。その苦手なことに対してどんな工夫ができるか、本を読んだり、ネットで調べたりして考えてみます。大切なのは無理しないこと。楽にできそうな方法を探します。疲れきってしまうのは避けましょう。

当事者の声

手帳は一冊だけにした

　学生時代からノートは一冊にしていました。教科ごとに分けると、国語に数学を書くなど、めちゃくちゃになるからです。
　大人になってからも、手帳は一冊です。仕事の予定、友だちとの約束、ジムに行く日時まで全部まとめています。

苦手なところをみつけてカバーする

仕事上の工夫も、日常の工夫と考え方は同じです。自分の苦手なところをカバーする工夫です。疲れすぎて倒れないように、無理をせず、楽にできることを続けましょう。

工夫の例

　仕事に支障が出ると、まわりからの冷たい視線がひしひしと。しかし焦るほど解決できなくなります。いざというとき困らないように、あらかじめ対策を講じておきます。

期限に間に合わない

- どれくらい時間がかかるのか、仕事量を計測する日を設け、スケジュールを組みます。
- 進捗管理が得意な人に、代わりに管理をお願いし、徐々にそのやり方を覚えます。

電話が苦手

- 電話を受けたときあわてないように、「詳しい人」「教えてくれる人」表をつくって、パソコンに貼ってあります。

指示を忘れる

- 自分が必ずみるアドレスにメールしておきます。

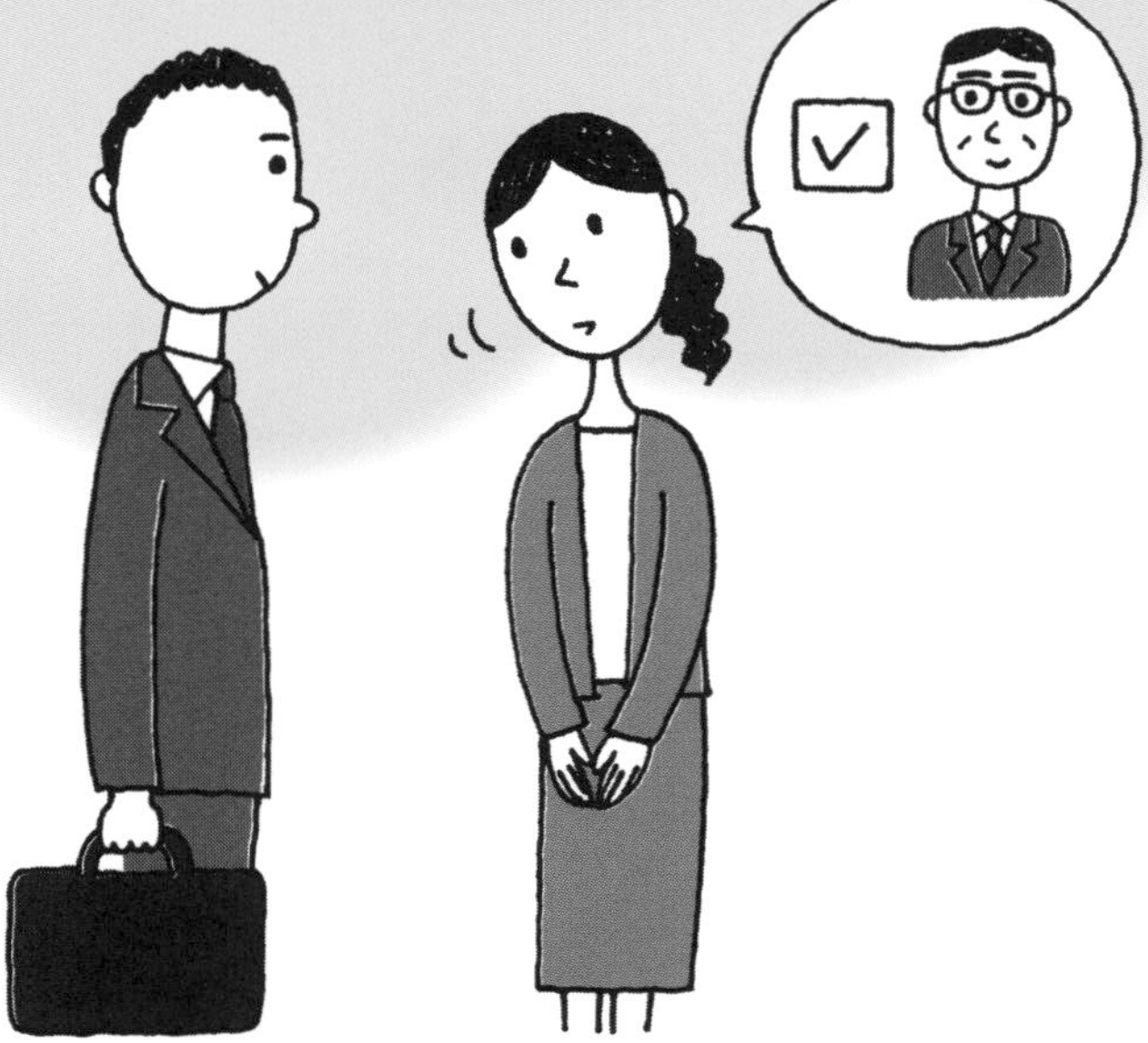

接客時に混乱しそうになったら、「(上司に)確認してまいります」と言って、社内を歩いてから戻るようにすると、落ち着いて答えられる

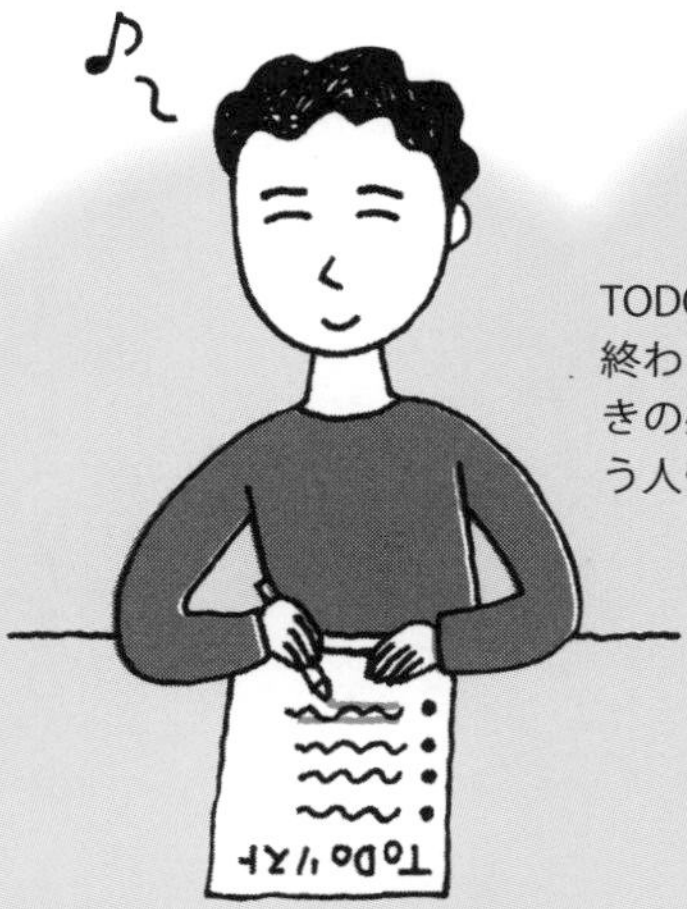

TODOリストを作り、終わった仕事を消すときの感触が好きだという人もいる

ホウレンソウが苦手

- メールでの報告・連絡では、知ってほしい人、助けてくれる人にもCcに入れて情報共有しています。
- 指示されたその場で自分の認識にズレがないか確認します。例えば「あれやっておいて」と言われたら「○○○ですよね」と確認するようにします。

優先順位がわからない

- TODOリストを作り優先順位をつけるようにしています。
- 思い込みで行動してしまうことが多いと自覚し、まわりの人に事前または要所要所で確認する習慣を作りました。

細かいルールが苦手

- ルールを全部覚えようとしてしまうので、「必要な押さえどころ」と「有用な知識として用いるもの」など、ルールにも重要性の違いがあることを自覚しました。

会議でしゃべりすぎる

- しゃべりすぎてしまい、まとめることができません。あらかじめ発言したいことを箇条書きでメモしてから発言するようにしています。

職場にひとり味方をつくる

苦手なところをカバーする工夫をします。「できる人」とみられるほど、がんばらなくていいのです。無理をするのはやめましょう。

職場にひとり、味方がいると心強いです。わからないことをそっと聞いたり、困ったときに相談したり。あなたの苦手なことを理解してくれる人ならベストです。

当事者の声

メモは、スマホより紙のほうが速い

仕事の指示などをスマホやパソコンに書く人もいますが、私は紙のほうがいいです。

指示を受けているときスマホを操作するのは相手を不快にさせるように思うし、時間もかかります。紙なら職場では自然に書くことができ、速いです。

セルフケア

自分自身を励まし、つらさを癒《いや》す

誰でもストレスはたまります。そこに、グレーゾーンならではのつらさが加わります。心も体も疲れきっていないでしょうか。そんなときにはゆっくり休み、自分を励ましましょう。

心が折れそうになることも

うまくいかずに落ち込んだり、周囲の理解を得られなかったりしたときに、自分を責めるのはやめましょう。人と比べて自己否定していませんか。過去の失敗にとらわれてクヨクヨしていませんか。つらいという感情に埋没すると、心が折れてしまいます。

つらいと思ってはいけないということではありません。「つらいよね」と自分を認め、「じゃあどうしたいのかな」と前向きな意識で自分の心をのぞいてみます。

考え方を変える

自分は全然ダメだと思って落ち込むのはやめて、まず自分を受け入れましょう。

自己否定

人と比べたり、過去にとらわれたりして、自己否定しがち

その考え方から抜け出そう

- 人とではなく、自分の過去や未来と比べるならＯＫ
- 生きづらいと思うのは自然なこと

今の自分を受け入れよう

- 自分は十分努力している
- 自分にはいいところもいっぱいある
- 違う自分にならなくていい

自分を癒す

心が折れそうなとき、どうやって自分を励まし、癒しているか、例を挙げてみましょう。

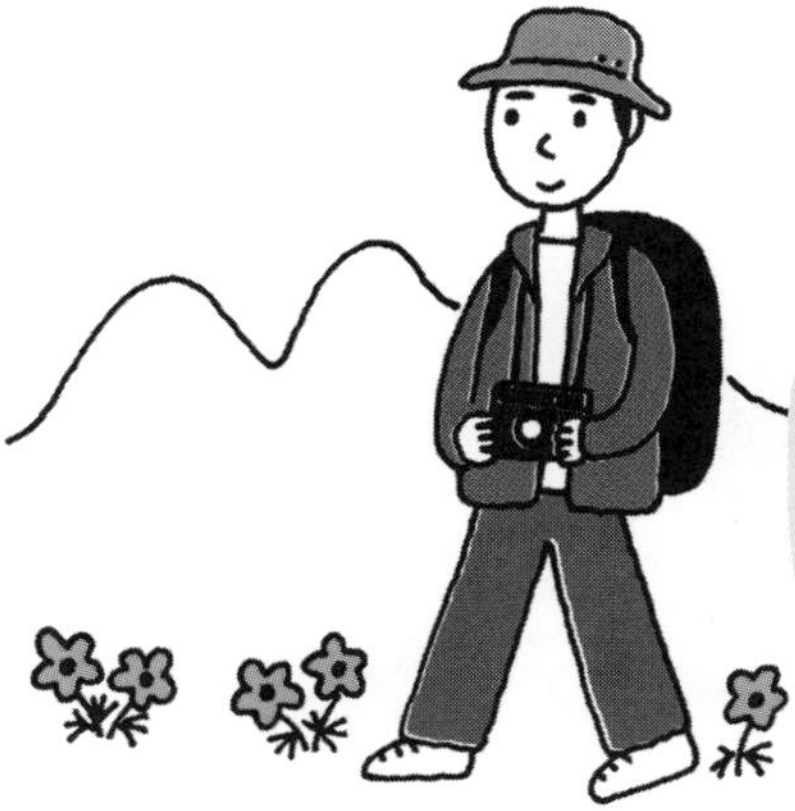

ひとりで気ままに旅をする

睡眠を十分にとる

疲れやすいので、ゆっくり休んで回復に努めます。

ひとりで旅行する

誰にも気をつかわず、自分だけが楽しめるプランを立てます。新しい発見もありました。

共感できる人と話す

つらい気持ちを共感できる友だちと話します。本音を話せる人がいなければ、コミュニティなどへの参加も。

好きなBGMを聴く

静かに耳を傾けるうちに、なぜか気持ちが楽になってきます。音楽には心を癒す力があると思います。

泣く

ごまかさずに、とことん落ち込んでみます。「涙活《るいかつ》」というようです。カタルシス効果があります。

手紙をみる

以前、友だちから励ましの手紙をもらったことがあり、それを見返すと癒されます。

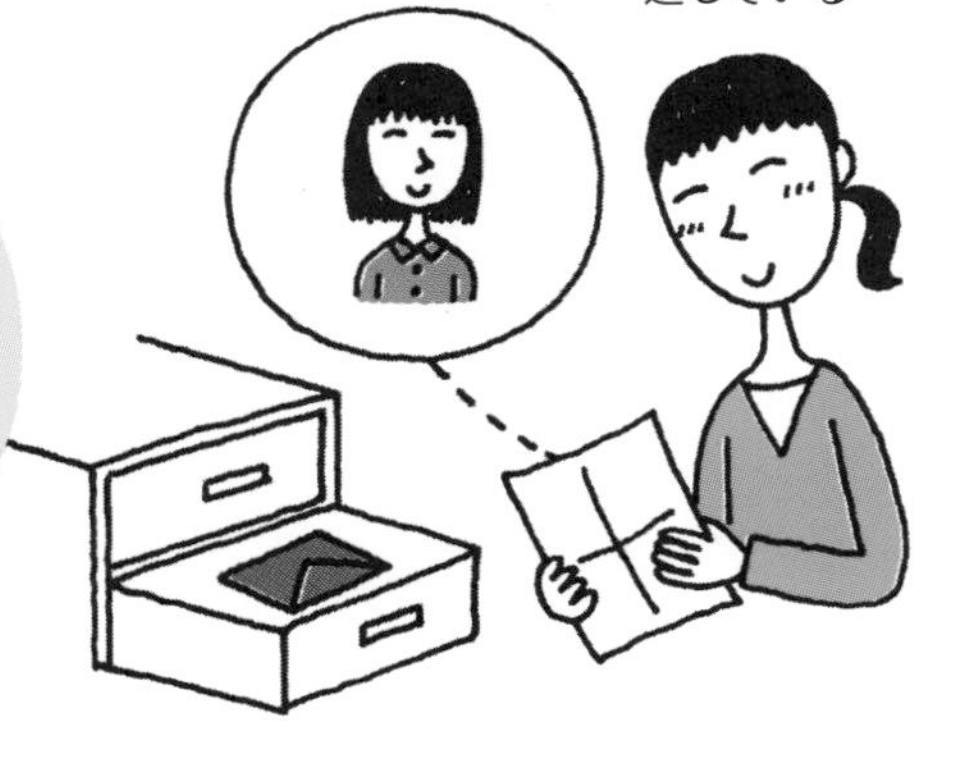

自分を認めてくれた手紙。たまに見返している

グレーゾーンでも支援は受けられる？

グレーゾーンの人は、仕事面や生活面でさまざまな困難があり、なんらかの支援を受けたいと思っています。グレーゾーンでも受けられる支援はあるのでしょうか。

グレーゾーンは支援のはざま

発達障害がある人への支援体制は徐々に整ってきました。しかしグレーゾーンの人は、発達障害の診断はなく、障害者手帳ももっていません。まさに支援のはざまにおかれているといえるでしょう。

グレーゾーンの人は、就労に関して困難を感じることが多いようです。就労している人は、今いる職場で相談できる人をみつけ、仕事を続けることを考えるほうが現実的でしょう。

就労先がみつからない、就労してもうまくいかないといった困難に関してサポートしている支援機関はいくつかあります。発達障害者向けとしていてもグレーゾーンの「困りごと」に対応しているところもあります。自立支援医療制度の利用など役立つものもあるので、窓口に相談してもいいでしょう。

問題点

グレーゾーンの人たちが、支援を受けようとするとき、いくつかの問題点があるといいます。

公的な窓口は土日にやっていない

クローズ就労しているので、平日には窓口に行けません。しかし、日ごろの働きぶりを考えると有休をとりたいと言い出しづらく、休めません。

手帳の取得をしていない

発達障害の診断がないので手帳を取得できませんが、サービスを受けるには手帳が必要というところが多いです。

制度利用に齟齬《そご》が多い

支援がほしいと説明しても、一見、困っていないようにみえるため、「あなたには支援は必要ないよ」などと言われてしまい、提案されるサービスが、こちらの希望と齟齬があります。

自立支援医療はとても助かります。ただ、勤務先の会社の「健康保険組合」に自分が制度を利用している通知が届いてしまいます。

支援を受けるには

発達障害のある人は手帳か医師の診断書があるので、支援を受けられます。グレーゾーンの場合、医師の意見書で受けられることもあり、相談だけなら手帳などがなくても受けられるところが多いです。ただ、就労していると利用できない支援もあります。

精神障害者保健福祉手帳

医師の診断書

医師の意見書

医師が「支援を受けることが望ましい」と認めた場合、意見書を作成する

支援機関

ハローワーク 公共職業安定所。障害者向けの職業も紹介。手帳や診断書がなくても相談できる。適職の相談も可能	**発達障害者支援センター** 就労支援、発達障害者と家族の日常生活の支援も受けられる。受診前の相談や医療機関の紹介も可能	**障害者就業・生活支援センター** 仕事と生活、両方の困りごとや就労関係の相談ができる。手帳がなくてもいい。通称「なかぽつ」。相談は無料
地域障害者職業センター 就労と復職、職場定着への専門的な支援をしている。手帳の所有は支援を受けるための必須条件ではない	**地域若者サポートステーション** 障害のある人に限らない。働くことに悩みのある 15 ～ 39 歳の人が対象。コミュニケーション訓練など。通称「サポステ」	**就労移行支援事業所** 民間の支援機関。医師の意見書で受けることができる。利用料の自己負担額は 1 割。世帯収入によっては無料。就労後の定着支援もおこなっている事業所が多い

コラム

「グレーゾーンのための問題解決シェア会」

仲間がいることの心強さを実感

医療機関を受診して発達障害の傾向があると言われた人、自分でグレーゾーンではないかと思う人などが参加する会があります。

主催はオムグレイ事務局で、主な活動のなかに、当事者が集まる「グレーゾーンのための問題解決シェア会」があります。自分たちの苦労、問題、解決の工夫などを話し合います。

コンセプトは「問題解決」で、参加した人からは「自分だけじゃなかったとわかって安心した」などの感想が聞かれます。

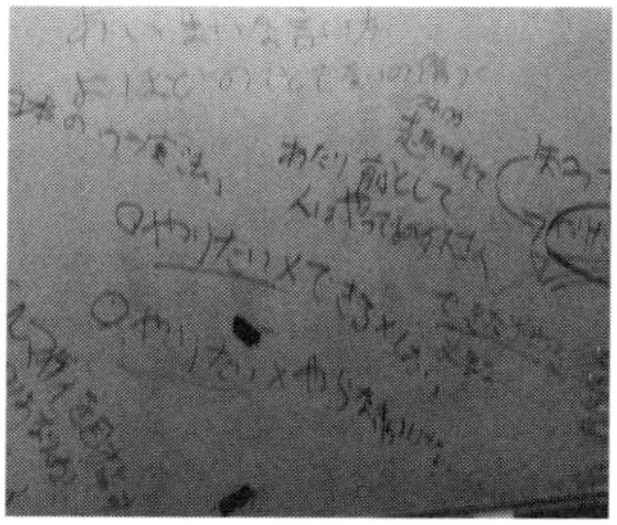

出た意見は、司会者がホワイトボードに書いていく

参加した人の意見

- みんな雑談が苦手というわりには盛り上がった
- 人の話を聞いて自分の特性がわかった
- 自分だけじゃないと思った
- 自分と同じ仲間だから受け入れてくれる
- 人前で話すことに緊張したけれど、失敗しても許される環境だ
- 参加するまで不安だったけれど勇気を出して来てよかった
- 和やかな会だった
- 人の話が、自分の身にも覚えがあることばかりだ

ほかにも「共感」がコンセプトのグレーゾーン当事者のおしゃべりの居場所「ぐれ会！」や、「自己発信」をコンセプトにしたプレゼン発表会「自分プレゼンテーション」といったイベントも開催しています。

OMgray 事務局
公式サイト
https://smart.reservestock.jp/menu/profile/23160
問い合わせ
omgray.staff@gmail.com

5

職場の人へ／困りごとへの対応を

職場では、発達障害かもしれない人へ
どう対応したらいいか困っている人が多いようです。
しかし、本当に困っているのは本人です。
企業としては、その困りごとへの対応が必要です。
家族は、本人を受容し、支えていきましょう。

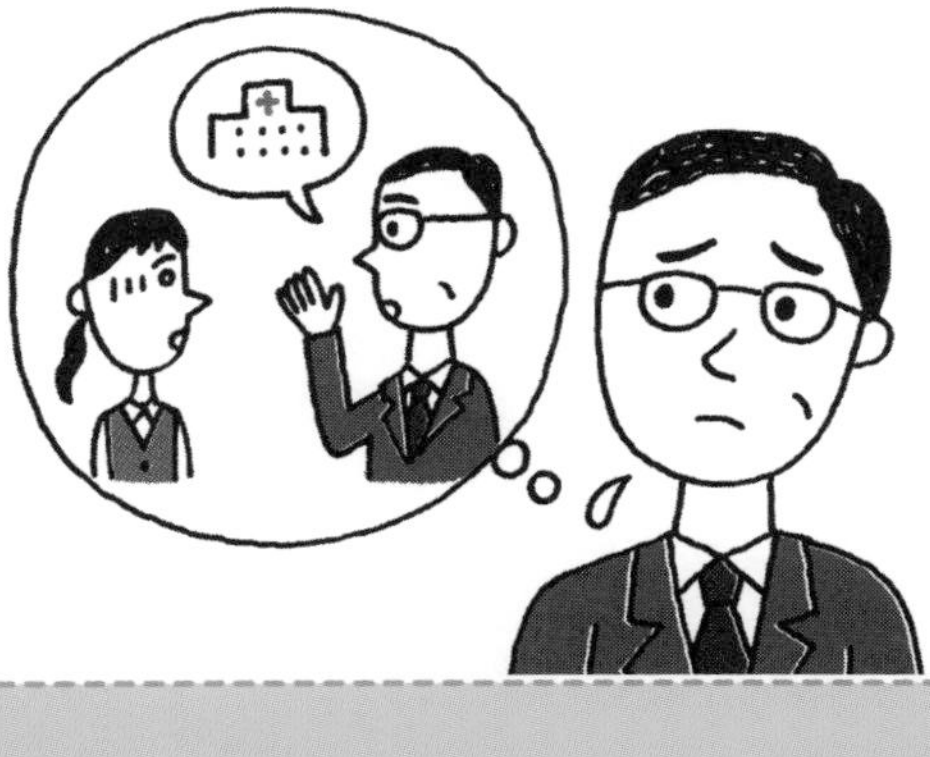

診断名だけでなく特性を知ろう

職場でグレーゾーンであることを公表して理解を求めても、その言葉じたいを知らない人もいるでしょう。そもそも発達障害への理解も十分とはいえないのが現状です。

理解度はさまざま

発達障害という言葉さえ知らないという職場から、グレーゾーンまで理解しているという職場まで、理解度はさまざまです。誤解も少なくありません。また、多くの職場に、共通していることもあります。

共通するのは

どのように対応したらいいか、わからない

心の病気なのか？
（病気ではない）

知的障害のこと？
（イコールではなく、発達障害のひとつ）

ほとんど知らない

「発達障害という言葉を初めて聞いた」という人は少ないけれど、内容は理解していない

発達障害という言葉は知っていても

メディアで取り上げられていることもあり、最近は、発達障害を言葉として知っている人は増えてきました。企業ではセミナーを導入するなどの対策を講じ、徐々に理解が広まっています。

しかし、正しく理解されているかというと疑問です。例えば、目立った特性に注目して「発達障害とは」と、定型にあてはめていることがひじょうに多いです。

また、一部の企業ではまだ誤解があります。発達障害という言葉を聞いたことがない人もいます。まず発達障害への理解が進まないと、グレーゾーンへの理解も難しいでしょう。

コミュニケーションが
とれない
（とれないわけではない）

時間にルーズ
（一部だけ）

専門職に
ついている人が多い
（実際には事務職につい
ている人のほうが多い）

空気が読めない
（全員ではない）

グレーゾーンとは
病名か？
（病名ではない）

最近、
増えているらしい

一部の特性は知っている

目立った特性のいくつかを知っている。
ただ、「発達障害って○○だ」と定型に
あてはめていることも

診断名は知っている

発達障害は、障害の診断名のひとつ
だということくらいは知っている

理解のヒント

発達障害やグレーゾーンの人の困難を理解するのは難しいかもしれません。「誰にでもあるよ」などと言う人もいます。例えば、こんな想像をしてみてください。

- **数日間徹夜が続いてフラフラしている**
- **解決できない強いストレスが続いて混乱している**

人にもよりますが、発達障害やグレーゾーンの人たちの感じ方は、このくらいつらいものだといえるでしょう。

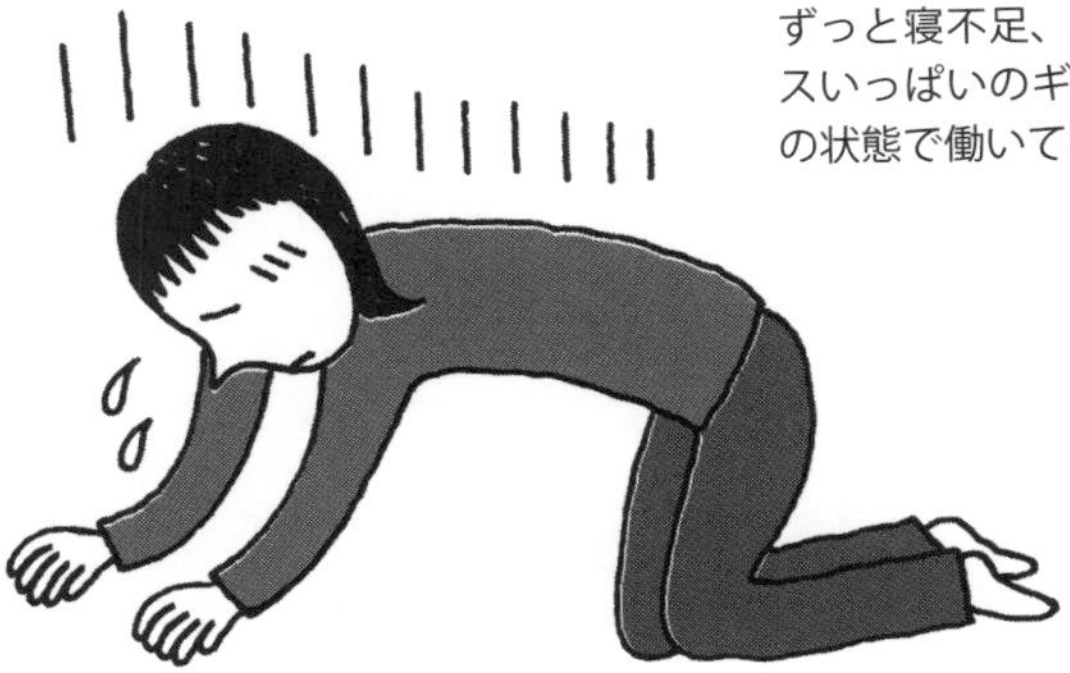

ずっと寝不足、ストレスいっぱいのギリギリの状態で働いている

発達障害「かもしれない」人をどうしたら

職場の人たちが悩むのは、発達障害「かもしれない」人への対応でしょう。「受診してほしい」という声もあるようですが、憶測だけで発達障害「かもしれない」と、とらえるのはやめましょう。

個々に考え方や困難が違うことを考慮して

グレーゾーンといっても、百人百様です。診断がほしくて受診しても下りない人がいれば、自分では特性に気づいていない人もいます。一方で、発達障害やその疑いが明確なら配慮が受けられて働きやすくなるだろうとわかっていても、働きがいやキャリアアップの面に影響するのではないかといった不安をもつ人もいます。

職場の人たちは、発達障害をイメージするよりも、本人の困りごとを解決することに目を向けるようにしましょう。本人の強みを活かすことと、特性に合った工夫をすることで、働きやすい環境を整えていきましょう。

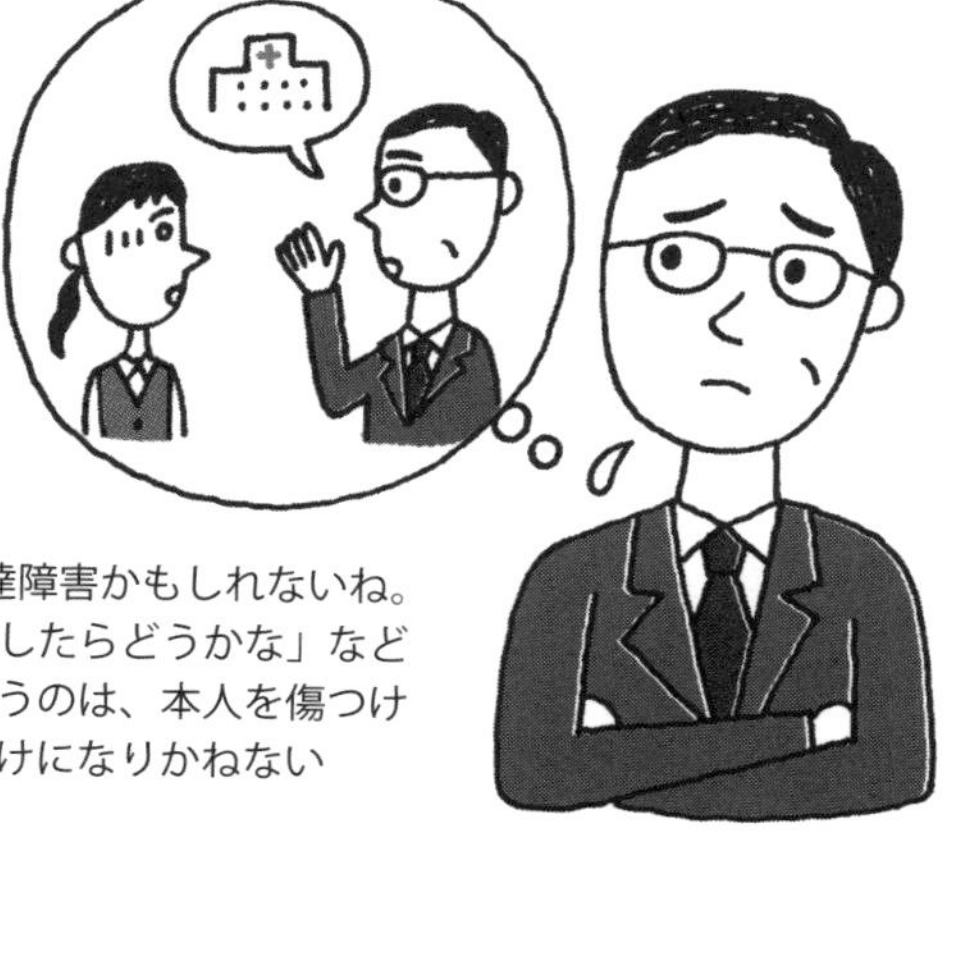

「発達障害かもしれないね。受診したらどうかな」などと言うのは、本人を傷つけるだけになりかねない

誤解が深まる

グレーゾーンの場合、発達障害という診断は下りません。そのことがかえって職場の誤解を深めることもあります。

誤解
「発達障害とは○○だ」と定型で理解している

↓

憶測
空気が読めない、コミュニケーションがとりづらいといった人がいると、発達障害かもしれないと考える

↓

じつは
本人が自ら受診していた。その結果、「発達障害ではないと言われている」と職場にわかっても

↓

さらに誤解
「では、なんだろう。甘えか怠惰か」などと、さらに誤解が深まる

「かもしれない」とき

部下が、あるいは上司が発達障害かもしれないと思ったとき、どのように対応すればいいのでしょうか。職場や本人の事情によるので、正解はありません。実際の対応例から考えてみます。

部下が

1～2分ですが、ほとんど毎日始業時間に遅刻します。ＡＤＨＤの人は遅刻が多いそうですが、この部下もＡＤＨＤなのかもしれません。そうでなければ、「この程度なら許される」と甘えているのでしょうか。

対応例

本人に体調を確認したうえで、責任ある立場の人から、はっきりと「遅刻をしてはいけません」と言いました。これ以上の遅刻は業務に支障が生じる可能性があることを伝え、遅刻をしない工夫をいっしょに考えてみることにしました。

上司が

昇進する前はわからなかったのですが、完璧主義のようで部下に完璧を求めます。多くは無理難題で、新人がどんどん辞めていきます。この上司は自閉スペクトラム症かもしれませんが自覚がないようです。

対応例

中堅社員が上司に「そのやり方では間に合わないと思います」「今の言い方では新人に伝わらないかもしれません」などと相談のかたちでお願いしました。一方、部内のメンバーは、カウンセラーの助言で、発達障害の本を読むなど勉強会をしました。

ケース

互いに「かもしれない」と思っていた人たち

私は企業でカウンセラーをしています。あるとき、上司と部下が別々に、相手が「発達障害かもしれない」と相談に来ました。「うちの部下は忙しいときに限って質問してくる」「私の上司は、日によって機嫌がよかったり冷たかったりする」と言うのです。

よく聞くと、部下は出勤してすぐ上司に質問したら機嫌よく答えてくれた成功例があったので、半年間、毎朝やっていました。部下は上司の状況を臨機応変に考えることができなかったのです。

部下は上司に質問をする前に声をかける、上司は部下に「声をかけてくれ」と言うなど、話し合いが足りないように感じました。

互いに「かもしれない」と思っているだけだった

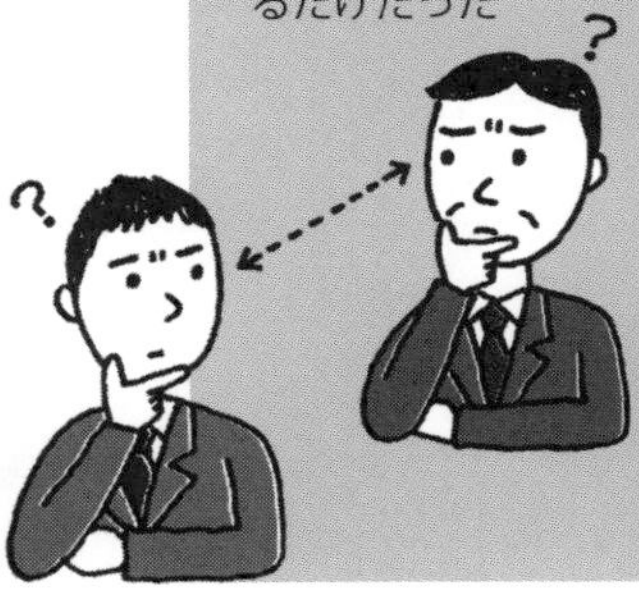

困りごとがないかをカウンセリング

困っていても、グレーゾーンの本人からはなかなか相談できません。人事や上司の人たちは、困っていることがないか、尋ねてみます。場合によってはカウンセラーや産業医につなぎます。

困っていても相談ができない

厚生労働省の指針で、五〇人以上の従業員がいる企業では、ストレスチェックが義務づけられています。大きなストレス（高ストレス）がかかっている人がみつかり、カウンセリングにつなげることができます。ただ、五〇人未満の中小企業には義務づけられていません。

また、アルバイトや非正規雇用の人は、解雇などをおそれて、ストレスチェックを受けたがりません。困りごとを抱え込みがちです。

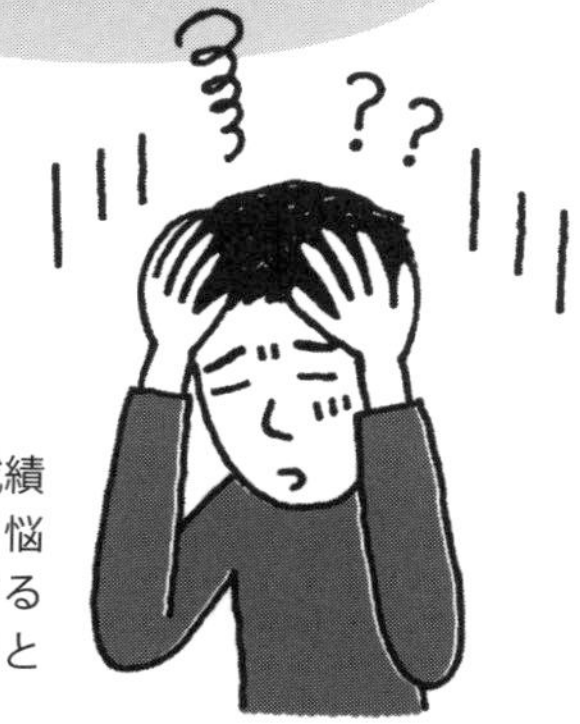

子どものころは成績優秀だったから、悩んでいても相談することに抵抗があるという人もいる

カウンセリングの流れ

ストレスチェックをおこなっている企業では、チェックから医療機関へ結びつけることができます。従業員50人未満の中小企業ではストレスチェックが義務づけられていませんが、質問票をインターネットからダウンロードすることができます。

ストレスチェック

ストレスに関する質問票に答えるチェック。ストレスがどの程度あるかをみる

↓

結果を通知

企業内の産業保健スタッフ（医師、保健師、衛生管理者〈人事や総務など〉）が実施。結果は本人に直接通知。高ストレスの人に「希望があれば面談（カウンセリング）が受けられます」などと伝える

↓

本人は

結果を上司にも伝えてよいか、面談を受けるか検討する。面談を希望するなら申し出る

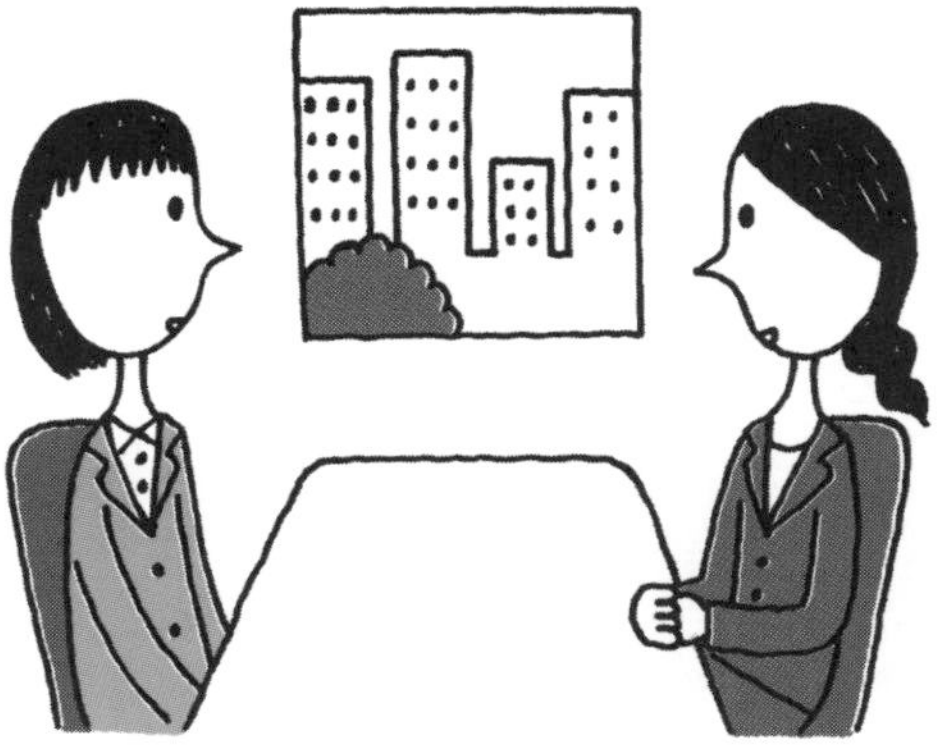

カウンセラーや産業医のいない企業もある。その場合、上司に相談しやすい環境づくりが必要

企業の対応

本人の同意があれば、上司へ結果が通知される。職場の環境改善などを検討。本人に面談希望があれば、医師に依頼する

医師と面談

企業で専任されている産業医に面談することが望ましい。外部の精神科医や心療内科医、カウンセラーが面談することもある。面談は勤務時間内におこなう。また、本人が希望するなら専門医を紹介する。

必要に応じて、衛生管理者や上司へ面談の結果と必要な措置を報告する。産業医以外の医師が担当した場合は、職務内容を把握している産業医の意見も聞く

専門医へ

発達障害に限らず、うつ病、適応障害など幅広く精神疾患をみる。発達障害の診断書を作成するのは精神科医

産業医の声

本人の長所を強調する

ストレスチェックや面談（カウンセリング）のあと、産業医やカウンセラーから結果や意見を人事や上司に伝えるときには、本人の苦手なところだけでなく長所を強調するようにしています。

発達障害でもグレーゾーンでも、まじめで実直な人が多いです。魅力的な面をみていただきたいと言い添えます。

本人の「困りごと」をくみとった配慮を

困っている人が発達障害かグレーゾーンなのかを考えるより、どうすれば困りごとが解決するか考えましょう。本人とよく相談しながら、仕事の内容や環境などを配慮します。

配慮の例

本人が困っていることを聞き、悩みに寄り添いながら、改善方法を提案していきます。本人がひとりで考えると、解決策に気づかないことがあるので、いっしょに考えるようにします。

本人の「強み」をみて

これまでの経験から「得意なこと、不得意なことはなんでしょうか」など、特性を生かす視点からも考えます。本人の強みや配慮事項を客観的に知ることができ、仕事や勤務時の配慮を検討しやすくなります。

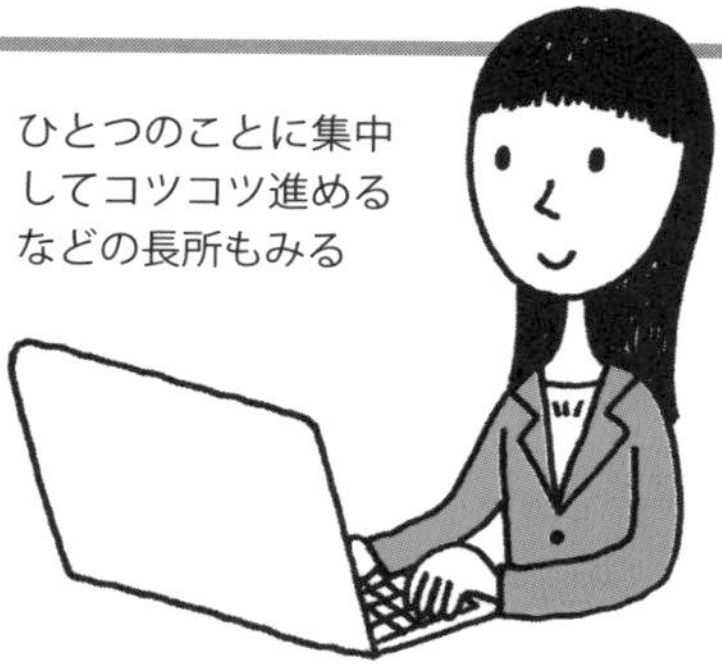
ひとつのことに集中してコツコツ進めるなどの長所もみる

配属を考慮する

特性を適切に評価し、やりがいを感じられる仕事を用意するなど

例
- 多弁▶プレゼン、スピーチが得意
- ルールを重視しない▶新しいことに興味をもって挑戦できる
- 衝動性▶実行力がある

仕事の仕方を考える

本人の特性に合った対応や支援を考える

例
- 本人のやり方を認め、ミスしたときだけ注意する
- 仕事の期限を数字で伝える
- ボードを使って図示する
- 指示はメールでも伝えて記録に残し、随時確認する

環境を整える

環境を整えることでストレスが軽減する

例
- 蛍光灯がまぶしい▶日差しが入る窓際の席に
- パソコンの画面がまぶしい▶輝度と彩度を下げる、カラーフィルターを設定、ブルーライトをカットするフィルムを貼る
- 聴覚過敏で集中できない▶耳栓などを使用

一つひとつ細かく聞く

職場の配慮としてもっとも大切なのは、本人の特性に合った仕事をしてもらうことです。なかには特性に合わない会社に入った人もいるでしょう。入社前は特性などわからないうちに就労したという人も少なくありません。そういった場合も、転職をすすめるのではなく、この会社で本人の特性を生かせるものはなにか、強みを考えてみます。

本人にも、過去の経験のなかで楽しかったことや、成功したことなどを細かく聞いていきます。また、困ったりつらく感じたりすることのなかには、職場の配慮で解決することもあります。

ケース

うつ病への対応が進んでいたので

うつ病で休職してリワークでデイケアに通っている人がいました。通っているうちに発達障害の傾向があるとわかってきましたが、リワークのプログラムを中断するのはやめました。

困っていることに対してプログラムを組んでいるので、そこを改善すればいいのではないかと産業医が考えたからです。診断名より困りごとへ対応した例です。

注意したいこと

困りごとのある人へ配慮するときに注意したいことがあります。本人へだけでなく、周囲の人への配慮も必要です。

● 仕事量を減らすだけでいいのか

予定に間に合わない、ミスが多いなどで仕事量を減らすことがあります。しかし、問題は仕事の量ではないかもしれません。

● ポジティブな言い方にする

「○○ができないですよね」とネガティブな言い方は本人を打ちのめします。「○○したらできるのではないですか」などと、ポジティブな言い方にして、本人のやる気を引き出しましょう。

● 周囲の人が不満をもたないように

配慮された人が特別扱いされているという誤解は、差別につながりかねません。部内の人に「こういう苦手な面があるので配慮した」と説明するなど、理解を求めます。

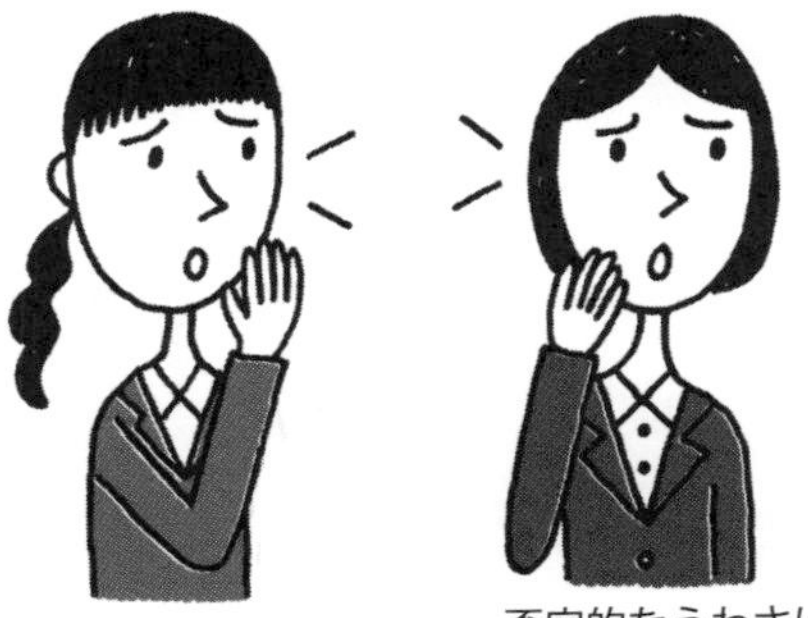

否定的なうわさは、せっかくの配慮をだいなしにする

多くのスキルを求めすぎていないか

現代は、ひとりの人に求めるスキルが多すぎるのではないでしょうか。それがグレーゾーンの人に「うまく仕事が進められない」と思わせてしまう大きな原因になっているようです。

マルチ人間でないとダメ!?

ひとりの人になんでもできることが求められる社会の傾向があります。こうした傾向は、グレーゾーンの人にとっては、生きづらいものです。

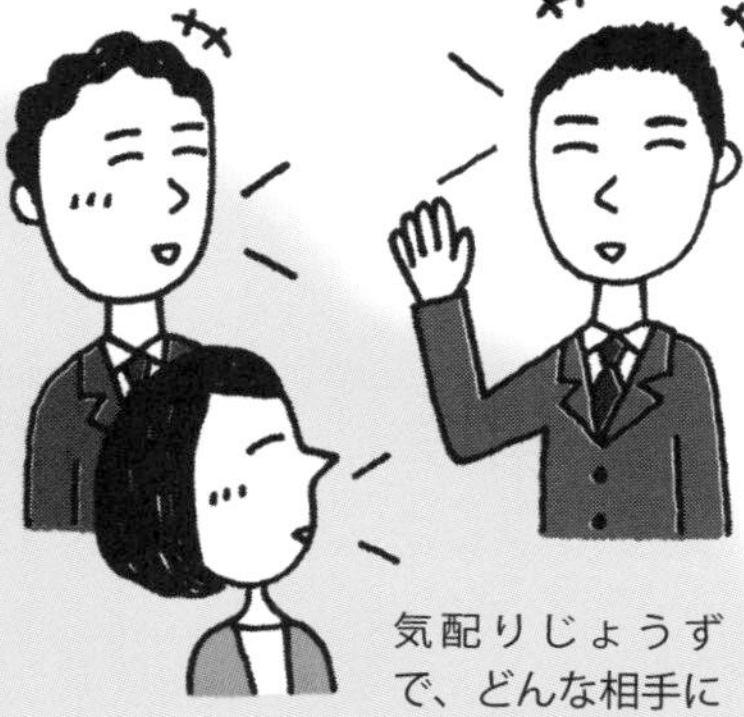
気配りじょうずで、どんな相手にもそつなく対応

できて当たり前

仕事は完璧、コミュニケーション力があって対応がいい、しかも明るく元気。そんなマルチ人間を求める傾向が社会全体にあるようです。「なんでもできて当たり前」などと考えていないでしょうか。

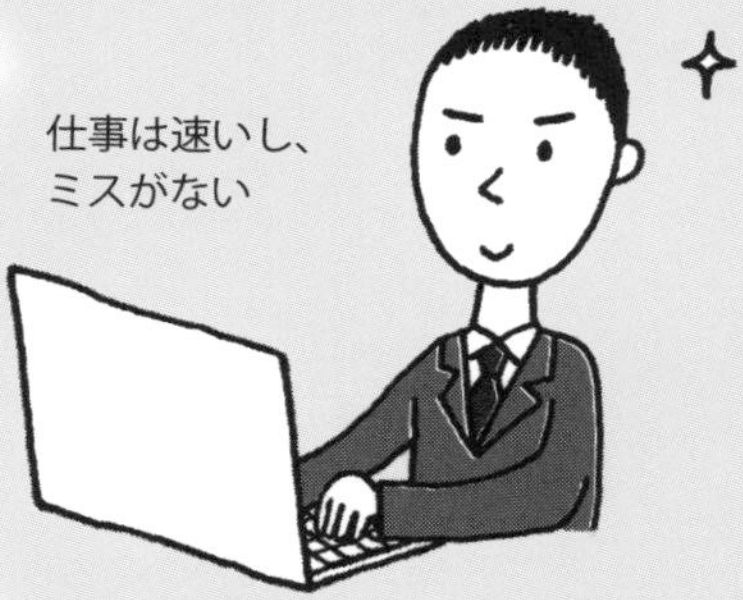
仕事は速いし、ミスがない

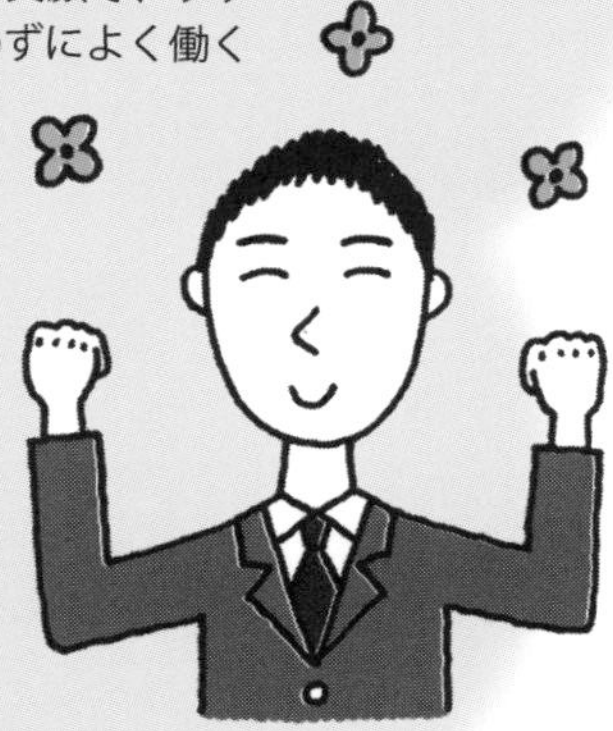
いつも笑顔で、グチも言わずによく働く

現代は……

例えば、会議の準備にしても、会議の資料をつくる、情報収集する、会議でプレゼンをする、そのためのパソコンスキルが必要となるなど、ひとつのタスクに複数のタスクが付随して求められます。しかもパソコンスキルは、エクセルやワード以上のスキルが求められます。

社会人として必要とされるスキルが、以前より格段に増えているのです。

できないとダメ？

多くを求め、そのひとつでもできないと「ダメ」「使えないやつ」などと評価していないでしょうか。

- わからないとき聞けない
- 気がきかない
- 敬語が使えない
- 仕事が遅い
- なにを考えているかわからない

など……

多くを求めすぎていないか!?

マルチ能力が求められる現代

近年、就職活動の段階で社会人基礎力というものをみるようになっています。考え抜く力、チームで働く力、一歩ふみ出す力など、抽象的でわかりにくいものです。就労してからも、キャリア形成を求められます。仕事もバリバリ、コミュニケーションも満点といったマルチ能力が求められ、「できて当然」とみなされます。

なんでもできる人間など、そういないのですが、「できない自分は発達障害かもしれない」と考えてしまう人がいても不思議ではありません。社会の傾向がグレーゾーンを生み出した面もあるといえるでしょう。

グレーゾーンの新人へ

自分がダメだと思い詰めないで

カウンセリングに来て、「コミュニケーション力って、なんですか？」と号泣した新人がいます。あまりに言われすぎて、わからなくなってしまったのです。

社会人基礎力など、もっている若者はほとんどいません。自分に足りない力があると思い詰めるのはやめましょう。思い詰めるほど、そういう情報が気になり、自己否定しがちです。

誰でも新人のときにはできないことがあって当たり前。これから学んでいけばいいのです。

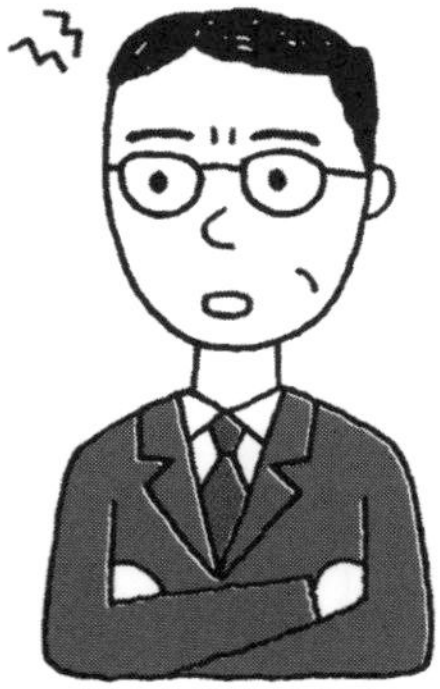

怒ったり嘆いたりする前に、自分も以前はそうでなかったか思い出してみよう

コラム

グレーゾーンでも「カサンドラ症候群」に？

パートナーのつらさは診断の有無によらない

パートナーや家族がアスペルガー症候群*であるために、情緒的な相互関係を築くことが難しく、そのストレスから心身に不調が現れることがあります。頭痛や食欲不振、うつ状態になる人もいます。これを「カサンドラ症候群」というようですが、正式な病名や障害名ではありません。

パートナーがグレーゾーンでも同じような状態になることがあります。診断によらず、パートナーがつらいことは変わりません。

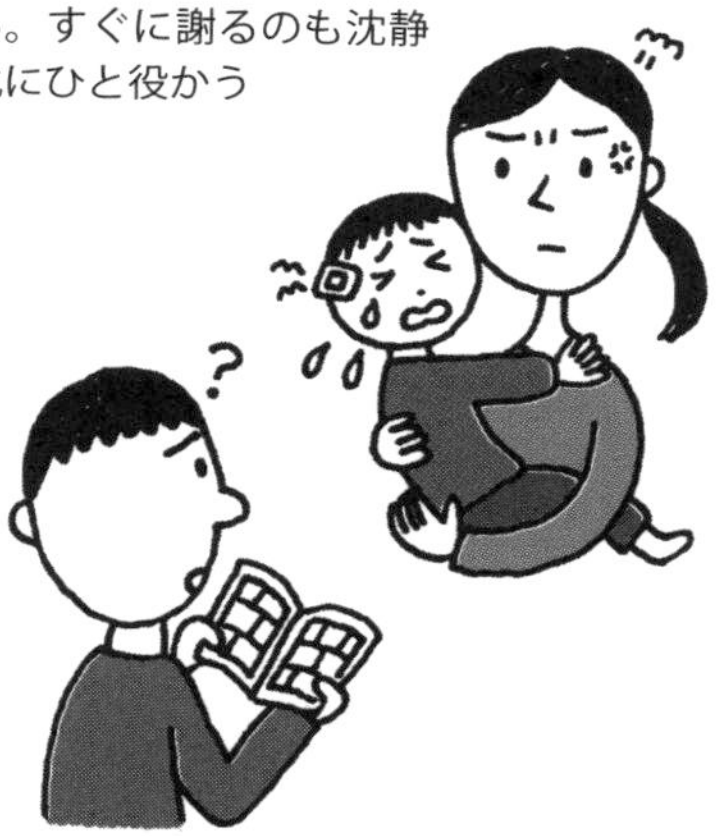

過去のことを言い出すとこじれるので、いま現在の話をするように意識する。すぐに謝るのも沈静化にひと役かう

パートナーの特性を知る気づきが重要

パートナー自身にではなく起きている「問題」に焦点をあてて、対応策を実行しましょう。

パートナーとの関係でいいところにも目を向け、特性ゆえの理由があると認めることで、気持ちを前向きに。相手を変えようとするのではなく、自分から変わることも、ときには必要です。自分の価値観や理想を見直し、パートナーとのルールをシンプルにするといいでしょう。

カサンドラ症候群になる原因は多様ですが、悲しみを抱えたまま孤独な状態におかれることは共通しています。特性や傾向を知るには、発達障害やグレーゾーンの当事者会に参加するといいでしょう。また、同じ悩みをもつ人やカウンセラーなど、話せる場所、共感してもらえる人とのつながりをもつことも大切です。

＊社会では一般的に、カサンドラ症候群は、自閉スペクトラム症のなかでもアスペルガー症候群に対する関係性の問題とされている

●編集協力　オフィス 201（新保寛子）
●カバーデザイン　長﨑 綾（next door design）
●カバーイラスト　macco
●本文デザイン　南雲デザイン
●本文イラスト　千田和幸　サノマキコ

健康ライブラリー

大人《おとな》の発達障害《はったつしょうがい》
グレーゾーンの人《ひと》たち

2020年8月18日　第１刷発行

監　修	林 寧哲（はやし・やすあき） OMgray 事務局（オムグレイじむきょく）
発行者	渡瀬昌彦
発行所	株式会社 講談社 東京都文京区音羽２丁目12-21 郵便番号　112-8001 電話番号　編集　03-5395-3560 販売　03-5395-4415 業務　03-5395-3615
印刷所	凸版印刷株式会社
製本所	株式会社若林製本工場

N.D.C.493　98p　21cm

ISBN978-4-06-520610-2

■ 監修者プロフィール

林 寧哲（はやし・やすあき）

精神科医。ランディック日本橋クリニック院長。日本成人期発達障害臨床医学会理事。1993 年北里大学医学部卒。北里大学耳鼻咽喉科頭頸部外科、国立相模原病院耳鼻科、国立霞ヶ浦病院内科、国立療養所晴嵐荘病院循環器科に勤務。うつ病で退職し、発達障害と診断された。立川病院に勤務しつつ、福島県立医科大学医学部神経精神医学講座に大学院研究生として入局、精神疾患について学ぶ。同大学院研究生修了。2004 年にランディック日本橋クリニックを開業。大人の発達障害を中心にみている。自身の経験から、気持ちに寄り添ってくれる医師として、患者の信頼は厚い。著書に『発達障害かもしれない大人たち』（ＰＨＰ研究所）がある。

本書では、１章、２章、３章、P83 を監修。

OMgray 事務局
（オムグレイじむきょく）

発達障害グレーゾーン当事者の会。

代表／オム。2017 年発達障害の診断がないが傾向がある方を対象者とした「問題解決シェア会」を始める。参加者の広い要望に合わせ「ぐれ会！」「自分プレゼンテーション」など活動の場を広げている。「自分らしく生きられる仕組みを創る」の理念のもと当事者会に留まらず活動を続けている。

サポートスタッフ／原朋子。精神保健福祉士。2015 年一般社団法人ヒューマンサービスを設立、メンタルヘルス関連事業を行う。相談業務のなかで発達障害グレーゾーンへの対応が多くなり「OMgray 事務局」に参加。P84 参照。

本書では、体験談、４章（P83 を除く）、５章を監修。

■ 参考文献・参考資料

林寧哲著『発達障害かもしれない大人たち』ＰＨＰ研究所
姫野桂著・ＯＭgray事務局特別協力
『発達障害グレーゾーン』扶桑社新書